·常见病百家百方丛书·

中华中医药学会科普分会组织编写

总主编　温长路

痔病百家百方

柳越冬　陶弘武　罗瑞娟　编著

中国中医药出版社

·北京·

图书在版编目（CIP）数据

痔病百家百方/柳越冬，陶弘武，罗瑞娟编著．—2版．
—北京：中国中医药出版社，2018.10
（常见病百家百方丛书）
ISBN 978 – 7 – 5132 – 5088 – 7

Ⅰ．①痔… Ⅱ．①柳…②陶… ③罗… Ⅲ．①痔 – 验
方 – 汇编 Ⅳ．①R289.5

中国版本图书馆 CIP 数据核字（2018）第 149537 号

中国中医药出版社出版
北京市朝阳区北三环东路 28 号易亨大厦 16 层
邮政编码　100013
传真　010 – 64405750
三河市同力彩印有限公司印刷
各地新华书店经销

开本 880 × 1230　1/32　印张 8　字数 178 千字
2018 年 10 月第 2 版　2018 年 10 月第 1 次印刷
书号　ISBN 978 – 7 – 5132 – 5088 – 7

定价　29.80 元
网址　www. cptcm. com

社 长 热 线　010 – 64405720
购 书 热 线　010 – 89535836
维 权 打 假　010 – 64405753

微信服务号　zgzyycbs
微商城网址　https://kdt. im/LIdUGr
官 方 微 博　http://e. weibo. com/cptcm
天猫旗舰店网址　https://zgzyycbs. tmall. com

《常见病百家百方丛书》

编委会

总　序

　　理、法、方、药，是支撑中医药学的四大支柱，彰显出中医药学的特征，构成了中医药学的全部。清代学者纳兰性德有"以一药遍治众病之谓道，以众药合治一病之谓医"的高论（《渌水亭杂识·卷四》），说的既有药与方的关系，也有方与治的关系，而在其间起到维系作用的就是方。历史告诉人们，保存于中医药典籍中的的秘方、验方竟多达 30 余万首，有详细记载的就有 6 万首之多。自中医药学祖本《黄帝内经》的 13 方始，到被称为"方书之祖"张仲景《伤寒杂病论》的 113 方，中医方剂学已经由雏形逐渐成就了强势的根基，为之后的完善和发展打下了可靠的基础。透过晋代《肘后方》，唐代《千金要方》和《千金翼方》，宋代《太平圣惠方》、《太平惠民和剂局方》、《圣济总录》，明代《普济方》、《古今医通》、《证治准绳》，清代《医宗金鉴》、《医部全录》等典籍中留下的历史记忆，清晰可见中医方剂学不断丰满、壮大的不凡轨迹。1998 年上海科学技术文献出版社出版的《中华医方精选辞典》，共收入"具有临床使用价值或有开发利用前途"的方剂 20773 首（该书《前言》），反映了现代人对处方认识和应用上的巨大成就。这些处方中，有许多经过千锤百炼，至今仍一直在临床上发挥着作用，堪称为中医的"镇家之宝"。如果加上今人在继承前人基础上的大量发挥、创造、出新，中医的处方的确是难以准确计数了。

在中医治疗中，一病多方、一方多用是普遍存在的现象，这正是中医学辨证论治这一活的灵魂的体现。中医学家们认真体察、总结异病同治、同病异治的内涵和规律，因人而论，因时而变，因地而异，把灵活思维、灵活选药、灵活拟方、灵活作战的法器应用到了淋漓尽致的程度，充分展示了中医药文化的广袤属性和中医药人的聪明智慧。俗话有"条条道路通北京"之说，不同的方、不同的治，可以达到相同的目的，理一也。这个理，就是中医学的基本原理、基本法则。我们推出的《常见病百家百方丛书》，是对这一原理的具体效法，是汇集古今众多医家的经验，从不同的角度、侧面，不同的思维方法对中医原理的另一种方式的诠释。书名中的"百方"，是个约数，实际上是百首左右的意思。这些处方中，既有来自先贤们的经典方，也有现代医家们的经验方，都是有据可查的。对于处方的出处，引文后都有明确的注明，以表示对原作者、编者、出版者劳动成果的尊重。这里，还要向他们表示衷心的感谢！

《常见病百家百方丛书》，是由国内有经验的专家撰写的。体例统一于以病为单位———一病一书，以方为论据———一病多方的写法，分为"上篇概说"与"下篇百家验方"两部分进行比较系统的表述。概说部分的撰写原则是画龙点睛，点到为止，内容包括疾病的历史源流、病因病机、治疗方法、名家的认识和作者的独特见解等；百家验方部分的撰写原则是深层开掘，广征博引，围绕古今医家治疗该病的验方，选精萃华，明理致用，内容包括方源、药物组成、方义及治疗效果等。选录的病案，有的是典型的"验案"，有的是相关"疗效"方式的综述。给每一首处方"戴上帽子"、加上按语，是本书的特点之一，反映出作者对某病、某方的独特认识和对一些问题的探讨性思考，以及对一些注意事项的说明，内容都是对读者有提示和启迪作用的。

中医药学的发展，始终是与人类的健康需求同步的。如今，中医收治的病种数目已达9213种，基本覆盖了医学的各个科系领域，尤其是在疑难性疾病、慢性疾病、老年性疾病、身心疾病、心血管疾病、肝炎、肿瘤、不明原因性疾病等方面显示出独特的疗效。在对待传染性甲型肝炎、流行性乙型脑炎、流行性出血热、甲型流行性感冒和艾滋病等重大疾病的防治上，也取得了举世瞩目的进展。在疾病谱变化迅速，新的病种不断出现，疾病的不可预知性与医学科学认知的局限性无法对应的今天，中医药如何在保持优势的基础上创新理念、创新手段，做到与时俱进、与病俱进，更有效地服务于人民的健康需求，是时代赋予我们的使命和重托。有数字显示，目前我国高血压病的患病总人数约为1.6亿~2亿人，脂肪肝1.3亿人，乙型肝炎感染者1.4亿人（其中慢性乙肝患者有3000万人），糖尿病患者8000万人，血脂异常者1.6亿人。心脑血管病呈逐年上升之势，每年死亡的人数达200多万人；恶性肿瘤的发病呈年轻化趋势，每年新增的人数有160万人，死亡人数都在140万人以上……这既是整个科学领域的挑战和机遇，也是中医学的挑战和机遇，督促人们去选择、去作为。

基于此，《常见病百家百方丛书》既要选择普遍威胁人类生存，属于中医治疗强项的"慢病"，也要选择新生活状态下不停出现的新病种，属于中医大有作为的"时兴病"，还要选择严重威胁人类健康的重大疾病，属于中医潜能巨大的急重症，作为普及宣传的对象，以便为民众提供实用、有效的防病治病指导。第一批入选的 10 本书，重点从常见病、多发病出发，首先瞄准第一类慢病中的感冒、咳嗽、慢性胃炎、湿疹、痔病和第二类时兴病中的高脂血症、冠心病、乙肝、痛风、痤疮等。至于属于第三类的急重症，因涉及的治疗方法、手段相对比较复杂，将在以后的选题中专门予以安排。

当前，我国正处于医疗制度改革的关键阶段，实践中表现出的医改与中医药的亲和性更加凸显。中医药简便效廉的特点和人们对中医药的特殊感情，为中医药提供了更能施展才华的广阔舞台。调查显示，全国城乡居民中有 90% 以上的人表示愿意接受中医治疗，中医医疗服务的需求量已占据整个卫生服务需求量的 1/3 以上，中医药已成为我国人民防病、治病不可或缺的重要力量。人民的健康生存需要中医，民族的强大昌盛需要中医，国家的发展富强需要中医。但愿《常见病百家百方丛书》能给大众的防病治病带来一丝暖意，为人民的健康事业带来帮助。

2012 年 6 月

编写说明

　　本书所述的痔病只局限在肛肠疾患。痔是肛肠科常见病、多发病，包括内痔、外痔、混合痔。随着人们生活习惯的改变，痔病的发病率不断上升，我国民间一直流传"十男九痔"、"十人九痔"、"十女十痔"之说。无论是国内还是国外的调查均表明，本病的发病率约占肛门直肠疾病的60%～70%。男女均可患病，任何年龄都可发病，并可随着年龄的增长而逐渐加重，真可谓是"有痔不在年高"啊！

　　在中华民族几千年的漫长历史中，中医学对痔病早就有了较为全面的认识，并积累了丰富的治痔经验。近代医家在对这些经验继承的基础上不断发展，各种新观念、新技术层出不穷。为使这璀璨的国医瑰宝更好地造福广大痔病患者，我们查阅众多文献，编写了这本《痔病百家百方》。由于痔病经常发作，且患者十分痛苦，给日常生活带来了不小的麻烦。因此，我们有必要认真地了解一下本病相关的详细情况，以便学到一些预防和自我治疗的知识，使生活变得更加轻松、美好。

　　本书分为上、下两篇：上篇重点介绍了中医学与现代医学对痔病的认识、中西医思路的交汇点、对痔认识的一些误区、古今名家治疗痔的要领和经验，以及临证心得。下篇主要为各医家治疗痔病的验方。我们共收集了115个验方，包括内服验方47个（其中治疗以便血为主的方药28个，治疗以疼痛为主的方药11个，治疗以脱出为主的方药8个）、外用验方53个（其中外用熏洗方41个，外敷、纳肛方12个）和针灸验方15个。

本书内容丰富，深入浅出，通俗易懂。我们编写此书，唯愿对广大痔病患者及各基层工作的同道有所裨益。

田振国、刘佃温、邹振培、张国胜、王刚、陈晓杨、郝帅、刘玉婷、王娜、丛章龙、于福德、赵海静等同志参与了本书的资料收集和文字整理工作，在此一并致谢！

本书在编写过程中引用了大量国内中医药期刊及书籍关于痔病的防治资料，在每一个验方中的"方源"部分注明了其来源，在此对方源作者表示感谢！由于本书涉及内容较广，我们的经验和编写水平有限，不足之处在所难免，恳请各位同道及读者提出宝贵的意见和建议，以便再版时修订提高。

编　者
2012 年 6 月

目 录

上 篇 概 说

下 篇 百家验方

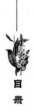

目
录

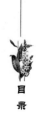

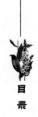

上 篇

概 说

　　痔是肛肠科常见病、多发病，包括内痔、外痔、混合痔。内痔是肛垫（肛管血管垫）的支持结构、血管丛及动静脉吻合支发生的病理性改变和（或）异常移位；外痔是肛管皮下静脉丛的病理性扩张和血栓形成；混合痔是内痔通过丰富的静脉丛吻合支和相应部位的外痔静脉丛相互融合。

　　此部分重点介绍中医学与现代医学对痔病的认识、中西医思路的交汇点、对痔认识的一些误区、古今名家治疗痔的要领和经验，以及临证心得。

中医学对痔病的认识

历史源流

早在公元前 221 年，《山海经》中就有"痔"的病名及治法的记载。1973 年发掘的长沙马王堆汉墓中的帛书《五十二病方》记载了牡痔（外痔）、牝痔（内痔）、脉痔、血痔等痔的多种分型及治法。如记载治牡痔的"系以小绳，剖以刀"，这是世界上最早记载的原始手术方法，也是肛肠病治疗及手术方法治疗的起源。而对痔的病因、病机最早的记载当属《黄帝内经》，在《素问·生气通天论》中记有："因而饱食，筋脉横解，肠澼为痔。"汉代张机的《伤寒杂病论》首创了肛门栓剂和灌肠术。唐朝王焘的《外台秘要》引许仁则论痔："此病有内痔，有外痔，内但便时即有血，外无异。"首创了利用竹筒作为灌肠器的盐水灌肠术。宋代已出现治痔瘘的专家和专科。王怀隐等人编写的《太平圣惠方》创造了将砒熔于黄蜡中，捻为条子，纳痔瘘疮窍中的枯痔钉疗法，并发展了痔的结扎术，载有"用蜘蛛丝，缠系痔鼠乳头，不觉自落"的治疗方法。

新中国成立后，随着新技术、新方法的推广应用，肛肠学

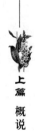

上篇 概说

3

术交流会议的积极召开，对痔的认识和治疗也达到了新的历史高度。

病因病机

《医宗金鉴·外科心法要诀·痔》："痔形名亦多般，不外风湿燥热源。"这是对痔疾的病因病机的高度概括。中医认为痔的病因病机大致可分为以下几个方面：

1. 饮食不节

历代医家大都把饮食不节归之于导致痔疾的主要病因，其机制主要可归纳为四个方面。

（1）饮食不节，湿热之气僻积于下。《素问·生气通天论》记有："因而饱食，筋脉横解，肠澼为痔。"

（2）饮食不节，阴阳不和，关格壅塞，风热下冲。《疮疡经验全书·痔瘘症并图说》："人生素不能饮酒亦患痔者，脏虚故也"，"凡痔……多由饮食不节，醉饱无时，恣食肥腻、胡椒辛辣、炙煿酽酒、禽兽异物，任情醉饱……遂致阴阳不和，关格壅塞，风热下冲，乃生五痔。"

（3）伤于酒食，浊气、瘀、毒留注肛门。《外科正宗》云："酒色过度，肠胃受伤，以致浊气瘀血流注肛门，俱能发痔。"

（4）脾胃受损，邪乘下注。《东医宝鉴》云："盖饱食则脾不能运，食积于大肠，脾土一虚，肺金失养，则肝木寡畏，风邪乘虚下流，轻则肠风下血，重则变为痔。"

2. 便秘

历代医家都认为便秘是发生痔疾的重要原因之一。如《诸病源候论》认为："久忍大便不出，可引起痔。"

3. 房室不慎

如《医方类聚》载有："或醉饱入房，精气脱泄，热毒乘虚下注或淫极入房，致伤膀胱和肾肝筋脉。盖膀胱筋脉抵腰络肾贯臀，走肝环前后阴，故痔乃筋脉病也。"

4. 脏腑本虚，气血下坠

如《丹溪心法·痔》："痔者皆因脏腑本虚，外伤风湿，内蕴热毒，醉饱交接，多欲自司，以致气血下坠，结聚肛门，宿滞不散，而冲突为痔也。"

5. 所感六淫之气传里，搏结肛门成痔

《东垣十书》云："善为病者，皆是湿热风燥，四气所伤，而热为最多也。"

6. 久坐久行、负重远行、久立等使肛门气血凝滞，运行不畅，结聚肛门成痔

如《外科正宗·痔论第三十》云："夫痔者，乃素结湿热，过食炙煿，或因久坐而血脉不行，又因七情而过伤生冷，以及担轻负重，竭力远行，气血纵横，经络交错……俱能发痔。"

7. 久泻、久痢、久咳可致气血亏虚，运行郁滞或肺损及大肠成痔

《医宗金鉴》云："有久泻久痢而痔者"，"久病咳嗽而后生痔者。"

8. 妊娠、分娩及月经不调

《外科理例》认为："妇人因经后伤冷，月事伤风，余血在心经，血流于大肠"，"又有产后用力太过而痔者。"

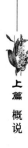

上篇 概说

5

9. 禀受胎毒

《疮疡经验全书》云："亦有父子相传者，母血父精而成。"《外科启玄》云："夫痔者……或母腹中受毒。"

分类法

中医对痔的分类法历代各不相同。从病名而言，在秦汉时期即有四痔分类，至隋朝在四痔分类的基础上发展为五痔。《诸病源候论》云："诸痔者，谓牡痔、牝痔、脉痔、肠痔、血痔也，其形证各条如后。"五痔论点在我国肛肠病发展史上，对学术的发展起过积极的作用，后人应用达几个世纪之久。此后病名逐渐繁多，金元时期有人提出二十五痔，明朝提出二十四痔，第一部痔瘘专著《马氏痔科七十二种》提出七十二痔。近代及现代中医一般将痔分为内痔、外痔、混合痔3类。痔在肛门内者称内痔，痔在肛门外者称外痔，肛门内外皆有痔者称混合痔。

临床类型、治法及用方

1. 血热风燥

症状：便血色鲜红，滴血或射血，时作时止，或内痔脱出、糜烂渗血，或外痔红肿充血、触痛，或伴口渴喜饮，大便秘结，小便短赤。舌质红，苔黄，脉洪数。

治法：清热润燥，疏风止血。

用方：凉血地黄汤、槐角丸、黄连解毒汤、秦艽苍术汤、秦艽防风汤等。

2. 肺热下迫

症状：肛内肿物脱出肛缘，不能自行回纳，疼痛剧烈，行走不便，大便秘结，喘促不宁，或痰涎壅盛，肛缘肿物嵌顿。舌苔黄腻，脉滑数。

治法：宣肺泻热，调畅气机。

用方：麻杏石甘汤合宣白承气汤。

3. 湿热下注

症状：外痔红肿或有糜烂，坚硬肿痛，坐卧不安，或便血色鲜红，或内痔脱出，黏膜糜烂，分泌物较多，或伴大便黏滞不爽，肛门坠胀，潮湿不适。舌质红，苔黄腻，脉濡数或滑数。

治法：清热利湿消肿。

用方：止痛如神汤、脏连丸、当归止痛汤、龙胆泻肝汤等。

4. 气血瘀滞

症状：肛缘肿胀，隐见紫瘀，质硬，触压疼痛，或内痔嵌顿，不能回纳肛内，表面紫暗糜烂。舌质红，或有瘀斑，苔薄，脉弦微数。

治法：行气活血化瘀。

用方：桃仁红花汤、血府逐瘀汤等。

5. 气不摄血

症状：内痔出血，量多色淡，内痔易脱出，不易回纳，肛门坠胀较甚。患者声低气怯，神疲乏力，心悸失眠等。内痔黏膜色淡，渗出较多而色淡。舌质红，苔薄，脉细弱或芤。

治法：益气摄血。

用方：归脾汤、四君子汤等。

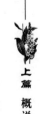

6. 脾不统血

症状：便血日久，色淡红，量较多，内痔易脱出而色淡。患者面色萎黄，形寒怕冷，纳呆，便溏，神疲肢软乏力。舌质淡红，苔薄，脉沉迟弱。

治法：温脾统血。

用方：黄土汤等。

7. 气血两虚

症状：内痔便血日久，内痔易脱出而色淡。患者面色苍白或萎黄无华，神疲乏力，头昏眼花，心悸失眠，纳呆食少。舌质淡，苔薄，脉细弱或芤。

治法：益气养血。

用方：八珍汤等。

8. 气虚下陷

症状：内痔脱出或脱出后不易复位，肛门松弛，肛周皮下静脉团曲张隆起明显。患者少气懒言，肛门坠胀，面色萎黄无华。舌质淡，苔薄，脉缓无力或细弱。

治法：补气升陷。

用方：补中益气汤。

9. 阴虚肠燥

症状：便血色鲜，量少，大便干结难解。形体瘦弱或伴口咽干燥，潮热盗汗。舌质红，苔薄，脉细数。

治法：滋阴清热润肠。

用方：增液承气汤、润肠丸、麻仁丸、五仁汤。

特色疗法及优势

中医药对痔的治疗和预防均很有特色，具体体现在以下几个方面：

1. 治疗方面

（1）辨证论治：不论内服药还是外用熏洗药，甚至针灸疗法等，不同患者、不同症状，使用的中药及穴位等都不一样，因为我们是在给人治病，而不是在给机器治病。这是中医药治病最具特色的地方。

（2）多法齐施：对痔的治疗，中医方法多样。有中药内服、中药熏洗、中药外敷、针灸、气功、推拿按摩、栓剂塞肛、饮食疗法等。同时选用一种或几种方法，往往收到奇效。

2. 预防方面

（1）未病先防：痔是由多种因素引起的，消除或控制好这些致病和诱发因素，将起到防患于未然的作用。《疮疡经验全书》中说："少劳、戒怒、远色、忌口，斯能愈矣。"这些方法对痔的预防具有重要的指导意义。具体做法包括：①调畅情志；②起居有时；③劳逸结合；④饮食调理；⑤锻炼身体；⑥预防便秘。

（2）既病防变：初期得病，症状轻微时，进行有效的方法处理，如内服、外用中药等，避免病情加重；在病情严重需手术时，术后要应用各种方法，防止出现并发症或复发。

3. 痔的运动疗法

运动疗法对防止瘀血有很大的作用。适当从事体育运动，能减低静脉压，加强心血管系统的功能，消除便秘，增强肌肉力量，这些对痔的防治有着重要的作用。例如游泳、慢跑、打太极拳、八段锦、练瑜伽等，都对痔患者有很大的帮助。然而，现代社会尤其是生活在大都市的人，生活节奏太快，社会

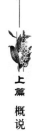

压力、工作压力、家庭压力以及精神压力都很大，出门运动的时间很少。因此，下面就介绍几种简单易学、随时随地可做的锻炼方法：

（1）提肛运动：全身放松，将臀部及大腿用力夹紧，配合吸气，舌舐上颚，同时肛门向上提收。提肛后稍闭一下气不呼，然后配合呼气，全身放松。每日早、晚两次，每次做十几下。

（2）举骨盆运动：仰卧屈膝，使脚跟靠近臀部，两手放在头下，以脚掌和肩部作支点，使骨盆举起，同时提收肛门，放松时骨盆下放。熟练后，也可配合呼吸，提肛时吸气，放松时呼气。此法每日可坚持做 1~3 次，每次 20 下。

（3）单腿站立运动：先用左脚踩地，右脚离地并同时屈膝，双手抱住右膝关节，然后双手向上用力牵拉，使右腿膝盖部尽量向腹部靠近。稍停片刻后，右脚单脚站立，左下肢屈膝，双手抱住左膝向腹部靠近。如此交替进行，20 余次为 1 组，每天做 1~2 组。

（4）摩腹运动：仰卧，两腿自然伸展，以气海穴（脐下 1 寸处）为中心，用手掌做旋转运动；逆时针旋转 20~30 次，顺时针旋转 20~30 次，先逆后顺。

（5）交叉起坐运动：两腿交叉，坐在床边或椅子上，全身放松；两腿保持交叉站立，同时收臀夹腿，提肛；坐下还原时全身放松，这样连续做 10~30 次。

（6）体前屈运动：两腿开立，两掌松握，自胸前两侧上提至乳处，同时挺胸吸气；气吸满后，上体成鞠躬样前屈，同时两拳变掌沿两腋向身体后下方插出，并随势做深吸气。如此连续操作 5~6 次。

（7）提重心运动：两腿并拢，两臂侧上举至头上方，脚跟同时提起，做深长吸气；两臂在体前自然落下，脚跟同时亦随之下落踏实，并做深长呼气，可连续做 5~6 次。

（8）收腹提肛：采取站、卧、坐、躺等任意姿势，合齿闭口，用鼻孔吸气的同时收腹提肛（紧缩肛门），保持片刻，张口徐徐吐气，同时肛门慢慢放松。稍停一会，再重复以上动作，反复收缩、放松肛门 10 余次，每日坚持做 4~5 个疗程。坚持数日便有疗效。此疗法治痔不受时间、地点、季节、环境、姿势所限制，随时随地都可以进行。

（9）肛门局部按摩：采用肛门局部自我按摩治疗。每次坐浴熏洗时，用食、中指在肛门周围顺时针、逆时针方向各按摩 5 分钟。注意手法应轻柔缓慢，不可急速摩擦。也可以直接在痔核部位按摩。如急性炎症时，痔核充血水肿，为了避免挤破痔核并减少痛苦，可先涂少量石蜡油，由轻至重逐渐扩大按摩程度及范围。每日按摩 2~3 次。通过按摩可以改善肛门局部的血液循环，减轻局部充血水肿和疼痛，故可治疗及预防痔疾。

4. 饮食疗法

饮食疗法是中医学中具有鲜明特色的传统疗法之一，遵循中医学辨证施治规律，有针对性地选用食物及药膳，可以调整脏腑功能，增强机体的抗病能力，起到防病治病的目的。健康合理的饮食对痔的预防来说十分重要，但患了痔以后，也不能忽视饮食调理。有效的饮食疗法能够减轻痔患者的症状，减少复发，可起到重要的辅助治疗的作用。

（1）痔患者宜多吃（喝）以下食物：①苹果、梨、豆类、燕麦和煮过的绿色蔬菜，它们均含大量可溶性纤维。②全麦面包和糙米，它们含有不溶性纤维。③水。

长期痔出血可引致铁质不足，导致贫血，因此，这样的患者适合食用富含铁的食物，像动物的肝脏（孕妇忌吃）、豆类、坚果和深绿色蔬菜。另外，鲜果富含维生素 C，能促进铁的吸收，也适宜于此类患者食用。

（2）痔患者要尽量少吃精制碳水化合物，如白糖、红糖、糖浆和葡萄糖等。

（3）痔患者应忌食或少食咖喱食品和其他辛辣、加重香料的食物，如酒、辣椒、胡椒、生姜、大茴香、蒜、葱等。此类饮食会刺激肛门直肠的黏膜皮肤，从而加重出血、脱出等症状。

此外，痔患者可食用的食物也不乏美味食品，除了上述已提及的以外，我们在此列出一些供大家参考。

鲫鱼：性平，味甘，有补脾益气之功，清代食医王孟英在《随息居饮食谱》中还说："鲫鱼甘平，开胃，调气，消痔。"又说："痔血，鲫鱼常作羹食。"

蛤蜊：性寒，味咸。《本草求原》中说："蛤蜊治五痔。"蛤蜊肉能润五脏，软坚散肿。痔患者宜用蛤蜊肉经常煮食。

鱼鳔：又称鱼胶，既能补肾益精，又能消肿、散瘀、止血。《本经逢原》中曾介绍：鱼胶适量，炒黄研末，砂糖调服，每日 3 ~ 5g，"治痔最良，经久痔自枯落。"所以，久患痔者，常食尤宜。

螺蛳：性寒，味甘，能清热利水，治疗痔。古代《日用本草》中记载："螺蛳能解热毒，治酒疸，利小水，消疮肿。"《本草纲目》亦云："醒酒解热，利大小便，治脱肛、痔漏。"

《玉楸药解》中还说："螺蛳清金利水，泄湿除热，治脱肛、痔瘘。"患有痔的人，适宜常吃螺蛳。

蚌肉：性寒，味甘咸，有清热、滋阴、解毒的作用，适宜湿热痔者煮食或煨汤服。《日华子本草》中记载，蚌肉"除烦解热毒，并痔瘘、血崩、带下。"

泥鳅：补中气，祛湿邪，既营养，又疗痔，久痔体虚、气虚脱肛者宜常食之。中国药科大学叶橘泉教授认为，泥鳅肉"暖中益气，解毒收痔。"

鳗鲡：俗称白鳝。性平，味甘，能补虚羸、祛风湿，对体弱气虚的痔患者最为适宜。早在西汉刘向的《名医别录》中即载有："鳗鲡鱼主五痔瘘。"唐代著名食医孟诜还说："鳗鲡熏痔，患诸疮瘘及疬疡风，长食之甚验。"在孟诜的《食医心镜》中有一方："治五痔瘘疮，杀虫：鳗鲡一头，治如食法，切作片炙，着椒、盐、酱调和食之。"鳗鲡鱼的确含有丰富的蛋白质，营养滋补价值极高，它的补虚疗痔功效为历代医家称赞。如明代缪希雍的《神农本草经疏》中说："五痔瘘人常食之，有大益也。"明代倪朱谟亦认为："疬疡瘘痔人常食之，渐渐获效。"

鳢鱼：俗称乌鱼、黑鱼。性寒，味甘，有补脾、利水的作用，能疗痔。《名医别录》中早已说它"疗五痔。"《外台秘要》中亦载："治肠痔，每大便常有血：鳢鱼脍、姜、齑食之。"

黄鳝：能补虚损、除风湿、强筋骨，亦可疗痔瘘。《便民食疗》中说："治内痔出血：鳝鱼煮食。"《食用中药与便方》亦载："内痔出血，气虚脱肛，黄鳝煮羹食之，有补气固脱之功。"

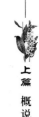

猪大肠：适宜痔出血、脱肛者食用。古代治疗痔的效方，也常用到猪大肠。如《奇效良方》中的猪脏丸，"治痔瘘下血"，就是用猪大肠同槐花煮烂捣和后为丸。《本草蒙筌》中的连壳丸，"治内痔"，也是用猪大肠同黄连、枳壳、糯米做成丸药内服。

野猪肉：性平，味甘咸，不仅能补虚弱羸瘦，又能疗痔出血，对患有慢性痔出血者最宜。唐代著名食医孟诜在其《食医心镜》中介绍："治久痔，下血不止，肛边痛：野猪肉二斤，切，着五味炙，空心食，作羹亦得。"

狗肉：温补性食品，有补中益气的作用，《本经逢原》中说："犬肉，下元虚人，食之最宜，痔漏人岁久不愈，日食自瘥。"《世医得效方》中还介绍："治痔漏：熟狗肉蘸蓝汁，空心食。"凡患有痔之人，宜常食之。

猬肉：甘平无毒，久患痔者食之尤宜。《本草拾遗》中即有记载："猬肉，食之主瘘。"《中药大辞典》也说："治痔瘘。"

柿饼：性寒，味甘涩，能清热、润肺、涩肠、止血，尤其适宜痔出血者食用。《本草纲目》记载："白柿治痔漏下血。"对痔出血，或肛门裂出血，大便干结者，民间习惯用柿饼适量，蒸熟后，每次吃饭时吃一个，或加水煮烂当点心吃，柿霜对痔患者亦有益。《本草求真》中也有记载："柿霜治肠风痔漏。"故痔出血吃柿霜也颇适宜。

香蕉：性寒，味甘，能健胃清肠、消肿解毒，对肛肠疾病患者，如便秘、肠炎、痢疾、痔等，均有效益。

无花果：《本草纲目》早就说过："无花果治五痔。"《福建中草药》还介绍："治痔，脱肛，大便秘结：鲜无花果生吃。或干果十个，猪大肠一段，水煎服。"

榧子：又称香榧，有润肺滑肠、通便化痔、杀虫消积的作用。早在1000多年前的《名医别录》中就记载："主五痔。"对此，《本草经疏》还解释说："五痔三虫，皆大肠湿热所致，苦寒能泻湿热，则大肠清宁而二证愈矣。"中国药科大学叶橘泉教授还认为，痔患者"每日嚼食香榧七粒，有养身治病之功。"

韭菜：有行气、散血的作用，现代认为韭菜里含粗纤维较多，而且比较坚韧，不易被胃肠消化吸收，能增加大便体积，促进大肠蠕动，防止大便秘结，故对痔便秘者有益。

羊桃：或称阳桃、杨桃。性寒，味酸甜，有清热凉血的作用，这对痔肿痛出血之人有益。《食物中药与便方》中曾介绍："痔肿出血：鲜阳桃，切碎捣烂，以凉开水冲服，每日2～3次，每次2～3个。"

蕺菜：又称鱼腥草。性寒，能清热解毒。《滇南本草》中说它"治大肠热毒，疗痔"。《本草纲目》中也有"散热毒痈肿，疮痔脱肛"的记载。由此可见，痔患者食之颇宜。

蕹菜：又称空心菜、空筒菜。性寒、味甘，有治疗便秘、便血、痔的作用。《陆川本草》中说过："治肠胃热，大便结。"《贵州省中医验方秘方》中还介绍："治翻肛痔：空筒菜二斤，水二斤，煮烂去渣滤过，加白糖四两，同煎如饴糖状。每次服3两，每日服2次，早、晚服，未愈再服。"所以，蕹菜对痔病大便经常干结者，最为适宜。

菠菜：性凉，味甘，有养血、止血、润燥、滑肠、通便的作用。据《本草求真》记载："菠菜，何书皆言能利肠胃，盖历滑则通窍，菠菜质滑而利，凡人久病大便不通及痔漏关塞之

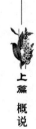

人，咸宜用之。"《随息居饮食谱》中也说："菠菜，开胸膈，通肠胃，润燥活血，大便涩滞及患痔人宜食之。"

竹笋：甘寒通利，其所含有的植物纤维可以增加肠道水分的贮留量，促进胃肠蠕动，降低肠内压力，减少粪便黏度，使粪便变软利而排出，用于治疗便秘，预防肠癌。

茄子：性凉，味甘，有清热、活血、止痛、消肿的作用。《滇南本草》中记载："茄子散血，消肿宽肠，烧灰米汤饮，治肠风下血不止及血痔。"《圣济总录》中还曾介绍"茄子酒"，用以"治久患肠风泻血"。所谓"肠风下血及血痔"，相当于痔出血之人，故患有痔者，食之亦宜。

丝瓜：性凉，味甘，能清热、凉血，适宜痔出血者食用。《本草纲目》中说："煮食除热利肠，治大小便下血。"尤其是湿热下注，或血分有热的痔患者，最为适宜。

黑木耳：性平，味甘，善能凉血止血，有治疗血痢、便血、痔的作用。《本草纲目》载黑木耳"治痔"。《药性切用》认为，黑木耳能"润燥利肠"。清代食疗名医王孟英还说："黑木耳补气耐饥，活血，治跌仆伤。凡崩淋血痢，痔患肠风，常食可瘳。"尤其是体虚久痔者，常吃尤宜。

石耳：主产江西庐山，性平，味甘。它有养阴、清热、止血的功效。大便出血、痔漏脱肛之人宜食之。《医林纂要》中就有记载："石耳治肠风痔瘘，行水解毒。"每次可用石耳30～50g，瘦猪肉150g，加盐少许，隔水蒸熟。上午蒸1次，喝其汤；下午蒸1次，全吃尽。

槐花：槐树的花朵或花蕾可供食用，有清热、凉血、止血的功效，也是中医最常用的治疗痔的药物。《医学启源》中说："槐花凉大肠热。"《日华子本草》称它"治五痔"。《本草正要》亦云："槐花凉大肠，治痔漏。"古代治痔验方，每每用之。尤其是对痔发作期，湿热下注，疼痛出血时，更为适宜。

胖大海：性凉，味甘淡，有清热、润肺、利咽、解毒的作用，痔便血者宜用胖大海泡茶频饮。《本草纲目拾遗》中记载胖大海"治痔漏管"。《医界春秋》中还曾介绍："治大便出血：胖大海数枚，开水泡发，去核，加冰糖调服。"

何首乌：有补肝、益肾、养血、祛风的功效。《江西草药》认为何首乌还能"通便，解疮毒"。何首乌疗痔，自古有之。《何首乌录》中说过："主五痔，益气力。"《开宝本草》亦云："主瘰疬，消痈肿，疗五痔。"《太平圣惠方》中介绍治痔一法："治大肠风毒，泻血不止；何首乌二两，捣细罗为散，每于食前，以温粥饮调下一钱。"对于体虚久痔患者，常用何首乌粉调服，最为适宜。

麒麟菜：俗称鸡脚菜，产于我国台湾省及广东、海南沿海的浅海珊瑚礁间，夏、秋采收。性平，味咸微苦。《食物中药与便方》中介绍："痔便结：麒麟菜、石花菜等量，水煮成冻胶，加白糖适量，空腹食用。"清代《本草纲目拾遗》记载："麒麟菜消痰，能化一切痰结、痞积、痔毒。"《养生经验补遗》记载："治辛苦劳碌之人，或嗜酒纵欲，忽生外痔：麒麟菜洗去灰一两，用天泉水煮烊，和白糖五钱食之。"

赤小豆：性味甘酸，具有利水退肿、解毒排脓、消肿散瘀之功效，被李时珍称为"心之谷"。与当归合煎，可治疗痔疮便血、肿痛。

黑芝麻：甘平，具有滋补肝肾、乌发、润肠通便之功效。痔疮患者兼有便秘者，可长期服食。

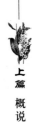

蜂蜜：清热补中、润燥滑肠、解毒止痛，是痔疮患者润肠通便及补益之佳品。

下面再简单介绍一些较为常用、做法简单、原料易得的食疗方子。

槐花炖猪大肠：槐花（鲜）50g，猪大肠250g，食盐、味精各适量。猪肠洗净，槐花放入猪肠腔中，两端用线扎紧。加水清炖，炖熟后捞出肠段，切丝，撒食盐、味精调味，分次食用。此法可以润肠通便，利湿除燥止血，治疗痔疮便血、肿痛、脱出等症。

油炒鳝鱼：鳝鱼约250g，清除内脏及鱼骨，用油炒熟，加食盐、酱油等即可食用。也可以将鳝鱼切成段，煮汤食之。治疗内痔出血及外痔发炎。

参芪炖童鸡：选用炙黄芪30g，西洋参3g，童鸡1只（约1000g重）。将童鸡杀死脱毛，取出内脏，把参芪填入鸡腹中，加盐少许清炖，熟烂后连汤一起服用，每周2次，连食2周奏效。宜经常服用。主治痔疮便血延年不愈以及气血亏虚所致痔脱出不能自行回纳者。

绿豆银耳羹：选用绿豆30g，银耳10g，白糖少许。将银耳洗净浸泡2小时，与绿豆同煮，熟烂后加入白糖服用。每日1~2次。宜经常服用，也可供夏季作冷饮服。主治大肠热结所致的便秘、内痔便血鲜红等。

草决明10g或肉苁蓉10g用开水冲泡代茶饮，可以防治便秘，预防痔发作。前者宜用于肝阳亢盛者，后者用于肾阳虚体质者。

黑芝麻、生地、何首乌、草决明、肉苁蓉、槐角、地榆等各6g，水煎服，每日1剂，分2次服。功效：润肠通便，凉血止血。此法可以预防及治疗痔，老年体虚伴有肠道热结者宜长期服用。

一杯鲜：用鲜藕200g，鲜荸荠250g，鲜菱250g，鲜荠菜300g，鲜葡萄100g，鲜猕猴桃100g，洗净，去壳，榨汁，装瓶备用。饭后用浓米汤溶化冰糖适量后送服鲜汁，每次服50ml，每日2~3次，连服2~3天。夏天随服随制。不宜存放过长时间。此法治疗血热妄行所致的内痔便血鲜红，出血较多。

苦参鸡蛋汤：苦参6g，用水400ml，煎浓汁去渣。放入鸡蛋2只，煮熟后去壳再煮片刻，加红糖调味，吃蛋饮汤，每天1剂，连服4天，一般3个疗程可见效。此法适于痔肿痛患者。

木耳柿饼：黑木耳6g，柿饼2只（约30g），加水适量，共煮烂，加糖食之。主治痔出血的症状。

鲜荸荠500g，红糖90g，加水适量，煮沸1小时，饮汤，吃荸荠，每日1次，此法有清热养阴的功效，适用于内痔。

金针菜30g，以水煎煮，加红糖调味，早饭前1小时服用，连服4天，治内痔出血。

瘦猪肉200g，无花果100g，生姜2~3片，无花果清水浸泡，洗净；猪瘦肉洗净，可不用刀切，亦可切片状。加入冷开水750ml（约3碗水量），与生姜一起炖，隔水炖3个小时，调入适量食盐和少许生油便可。此法有健胃理肠、益气养血的功效，能辅助防治痔疮。

菠菜玉米粥：菠菜500g，玉米面100g，食盐少许。菠菜洗净切碎，用开水焯过后捞出，玉米面加水煮成粥，粥将熟时把菠菜放入，二三沸后调盐即可。此法可治疗痔嵌顿疼痛、充

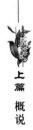

血水肿等症。

5. 熏洗疗法

熏洗疗法最早见于《五十二病方》，目前常用于治疗痔的熏洗剂大致可归纳为以下几类：①清热燥湿类；②行气活血化瘀类；③消肿止痛类；④燥湿收敛类等。在下篇的百家验方中，各类方药会有详细说明，在此不再赘述。

6. 塞药法

中医运用栓塞药剂治疗痔病最早见于《备急千金要方》，目前临床常用的栓剂有马应龙麝香痔疮栓、洗必泰栓、太宁栓、化痔栓、痔疮宁栓等。很多医院都有自行研制的痔疮栓，其功效一般均为消炎、止痛、止血等。

7. 敷药法

痔病治疗中，外敷药和掺药的用药原则、药物、方法等完全同于其他外科疾病。内痔治疗中，常用的外敷药有五倍子散、四黄膏、黄连油膏、玉露膏、金黄散等；常用的掺药有生肌玉红膏、珍珠散等。

8. 枯痔疗法

即以药物敷于Ⅱ、Ⅲ期能脱出肛外的内痔痔核表面，利用药物的强度腐蚀作用，使痔核干枯坏死，从而达到使痔核脱落痊愈的目的。此法目前已较少用。

9. 针灸疗法

痔使用针灸来治疗，古来有之。早在《黄帝内经》中就已有针刺治疗痔的经验和穴位记载。而晋代皇甫谧的《针灸甲乙经》中记载："痔痛，攒竹主之；痔，会阴主之。"之后历代医家记载有许多治疗痔的穴位和方法。经过当今医家证实，针灸对痔出血、脱出、肿痛、肛门下坠都有较好的疗效。针灸治痔可以分为四个方面，其为针刺疗法、灸法、刺血温灸疗法、挑治疗法。

（1）针刺疗法

①全身取穴

临床上常以足太阳经及督脉穴为主，清热利湿，化瘀止血。

主穴：承山、次髎、二白、长强、会阳等穴。

配穴：便秘者，加支沟、大肠俞；脾虚气陷者，加脾俞、百会。

操作方法：诸穴均针用泻法，以中强度刺激或电针刺激，留针20~30分钟，每日1次。

方义：承山、次髎、会阳均为膀胱经穴，足太阳经别自承山穴处上行入于肛中，故取之用泻法，既能调理膀胱气化以清湿热，又能疏导肛门局部气血，属"经脉所过，主治所及"。督脉亦过肛门，长强穴属督脉，位近肛门，刺之可直达病所，清利湿热。二白为治疗痔的经验用穴。《玉龙歌》说："痔漏之疾亦可憎，表里急重最难禁，或痛或痒或下血，二白穴在掌后寻。"取本穴治疗内痔出血有效。

此外，针刺疗法还可用于痔手术后的辅助治疗，具体选穴及操作方法如下：

疼痛：选八髎、长强穴，每日1次，每次留针15分钟。

便秘：选足三里、支沟、中枢穴，每日1次，每次留针15分钟。

尿潴留：选中极、关元、气海、足三里、三阴交等穴，每

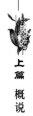

日 1 次，每次留针 15 分钟。

发热：选曲池、大椎（放血），必要时应用。

②穴位埋线法

穴位埋线法是将羊肠线埋入穴位，利用羊肠线对穴位的持续刺激作用治疗痔的方法，主要特点就是以线代针。由于此方法施术简单，疗效持久，价格低廉，因此临床应用广泛，发展较快。

主穴：大肠俞、气海俞。

配穴：承山。

操作方法：在局麻下将置有羊肠线的穿刺针刺入气海俞 1.5 寸，然后向大肠俞透刺，施以提插行针手法，边行针边让病人做提肛动作 30 ~ 40 次，然后边退针芯边退针，将羊肠线埋入穴位内，视病情轻重可在配穴施以同样的方法。

③耳针取穴

选穴：直肠下段、大肠、神门、脑、脾等穴。

操作方法：每次取 2 ~ 3 穴，留针 20 ~ 30 分钟，每日 1 次。

（2）灸法

取穴：长强、梁丘、神门、孔最、承山、八髎等穴。

操作方法：用药线点燃，每穴灸 1 壮。也可以直接熏灸痔核。

（3）刺血温灸法

主穴：内承浆（暂定名，取穴在下唇内侧正中旁两侧）。

配穴：委中（双）、腰骶部。

操作方法：内承浆用三棱针点刺出血，委中（双）取立位点刺出血，腰俞至命门段督脉及膀胱经范围内的静脉充盈点，选 2~3 点，刺出血。使其尽量多出些血，如腰骶部的穴位出血量少，也可加拔火罐，令其多出血。刺血完成后用艾条温灸腰骶部 1~2 壮。如不愈，1 周后可再治疗 1 次。

（4）挑治疗法

本法源于民间。挑治点有痔点、穴位及局部区域三类。挑治疗法一般适用于内痔便血、炎肿、血栓性外痔等，具有消肿止痛、收敛止血的作用。

挑治痔点：背部脊柱两侧皮肤上的米粒或针尖样突出处，形似丘疹，色灰白、棕褐或淡红色不等，压之不褪色。

挑刺穴位：大肠俞、小肠俞、命门、长强、八髎、肾俞等。

挑治区域：第 3 腰椎至第 2 骶椎之间正中线旁开 1~1.5 寸的左右纵行线上，可任选一点挑刺。

应用器械：针具可用圆利针、三棱针、医用缝合针，或用牙科器械改制成三棱针样长约 10cm 的挑治针、大号注射针头，或用眼科"角膜钩"改制成"钩状挑治针"，另须备镊子、灭菌丝线或羊肠线、手术刀、1% 普鲁卡因注射液及酒精等消毒用品。

操作方法：①挑治部位确定后用碘酒、酒精消毒皮肤。②将经高压灭菌消毒之针（如须穿线者，将线穿在针尾上长约 0.5 寸）横向刺入穴点的皮肤，待针尖进入皮肤后，医生用左手食指轻轻将皮肤向针尖方向推压，持针的右手同时用力，使针穿过皮肤，然后提高针尖，慢慢摆动几下或微微捻转几下，使皮下组织纤维缠在针尾上，拔出针身如缝衣之状；如穿线者，将线穿过皮肤，使皮下纤维随针线拉出，用刀割断，反复施术，挑断白色纤维样物数十根或至挑尽为止。③也可先用 2% 利多卡因 1~2ml 进行局

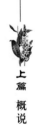

部麻醉，用手术刀切开皮肤约 0.5 寸，用针尖挑出皮下纤维组织割断之，直到挑尽为止。④施术完毕后，盖上消毒纱布，胶布固定，也可以在手术部位用龙胆紫消毒后再加封固。⑤挑治后一般数天内可取得疗效。若无效可在 7~10 天后再选另一点挑治，若需在同一部位上施术，须间隔 3~5 个星期。

注意事项：①治疗时，病人取卧位，防止晕针。②消毒必须严格，挑治后 3~5 天内局部不用水洗，防止伤口感染。③挑治后当日不宜做重劳动，不吃刺激性食物。④孕妇禁用挑治。⑤有出血性疾病及严重心脏病的患者慎用。

10. 注射疗法

本法是在中医枯痔疗法的基础上发展起来的，大致可分为两类：一类是以消痔灵为代表的硬化萎缩剂；另一类是以痔全息为代表的坏死脱落剂。目前临床上以硬化萎缩剂常用。

现代医学对痔病的认识

发病原因

现代医学对痔的病因尚不完全明了，目前认为主要与下列因素有关。

1. 解剖学因素

（1）肛门直肠位于人体的下部，人又常处于直立状态；至今尚未在动物中发现在自然状态下生痔的，这可能与四肢动物肛门位置较心脏位置高，有利于肛门直肠血液回流有关。

（2）痔静脉无瓣膜，与血液回流困难有关。又由于直肠下静脉在不同高度穿过肌层，容易受粪块压迫，影响血液回流，易导致痔的形成和发展。

2. 感染因素

排便时沉溺于阅读报纸和小说、久蹲厕所的人，痔的发生率较高。此外，当排干硬大便时，过度牵拉肛门部皮肤，损伤肛门皱襞，可引起皮赘感染发炎、水肿和纤维结缔组织增生，导致炎性外痔和结缔组织外痔。因努挣亦使肛门静脉破裂，血液渗到皮下，进而成为血栓外痔。

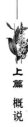

3. 饮食习惯

有人注意到，在非洲农村居民中，痔患者非常稀少，可能与高纤维食物有关。目前，在发达国家流行高纤维饮食，除了可以预防大肠癌的发生，也可减低痔的发病率。

4. 遗传因素

遗传是否可致痔的发生，目前无确切证据。推想这些家族的成员具有静脉壁薄弱的先天性因素。这种家族性现象可能是由于这些家族成员的生活条件和生活习性比较近似的结果。

5. 妊娠分娩因素

约80%的女性患者，肛门疾患的加重与妊娠、分娩有关；同时发现，妊娠、分娩时皮赘外痔的发病率也较高。

6. 疾病因素

一些使腹压增加的因素，如腹内肿瘤、长期咳嗽，易造成腹压增高，痔静脉受压而致瘀血、曲张，导致痔疾的发生或加重。另外，肝硬化、门静脉血栓炎等，引起门脉高压，可直接导致痔静脉丛压力上升，这也是内痔发生和加重的原因之一。

7. 职业因素

例如店员、理发员长时间站立，翻砂工长时间下蹲，银行职员和打字员久坐，这些人痔的发病率也较高。这可能与腹部及盆腔压力增加有关。

8. 年龄因素

儿童、青少年很少患痔，这可能与青少年处于发育阶段，肛肠血管、肌肉等组织弹性好，加上活泼好动、体位多变，不易形成肛门部瘀血有关。成年之后易于患痔，且年龄越大，发病率越高，这可能与年龄增加，血管逐渐变硬、失去弹性，同时活动减少，久坐久站有关。

9. 体内微量元素因素

据临床报告，痔患者的血锌和血清碱性磷酸均显著低于正常人。

从已知的各种病因学说的范围来看，痔的发生与许多因素有关，必须从多个方面综合研究，才能作出比较完善的解释。

发病机制

1. 内痔的发病机制

目前，国内外对内痔的确切发病机制尚未明了。主要有以下几种学说：①静脉曲张学说。②肛管衬垫滑动学说。③血管增生学说。④细菌感染学说。⑤肛管狭窄学说。⑥括约肌功能下降学说。⑦痔静脉泵功能下降学说。⑧直肠肛管力失衡学说。

2. 外痔的发病机制

（1）血栓性外痔的发病机制：血栓性外痔因排便时用力努挣、剧烈活动或用力咳嗽等，使肛门周围皮下小静脉破裂，血液外渗到皮下，凝结为血栓而成；或因肛周静脉丛发生炎症，局部充血，血液瘀滞局部，凝结为血栓而成。

（2）炎性外痔的发病机制：炎性外痔常因骑车或排硬便擦伤肛缘皮肤及皮下组织或皮赘；排便努挣或手术时过度牵拉肛门部皮肤，致肛门部皮肤及皮下组织受伤；肛裂、内痔脱出、肛门部湿疹等病变的分泌物反复刺激；直肠炎症性疾病的影响；或内痔嵌顿等使肛缘皮肤受损或感染、局部充血、水肿

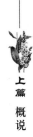

而成。

（3）静脉曲张性外痔的发病机制：其发病机制基本同于内痔。

（4）结缔组织外痔的发病机制：结缔组织外痔乃炎性外痔的炎症及水肿消退，但其增生的皮肤及结缔组织却不能消退或吸收；或血栓性外痔机化过程中，其内的结缔组织增生而成。因而可以说，本病是炎性外痔及血栓性外痔的后果。

分类法

现代医学根据痔的发生部位，一般将痔分为内痔、外痔、混合痔三大类。

1. 内痔

表面由黏膜覆盖，位于齿线上方，由痔内静脉丛形成。常见于左侧正中、右前及右后3处。常有便血及脱垂史。

2. 外痔

表面由皮肤覆盖，位于齿线下方，由痔外静脉丛形成。临床常将外痔分为四类：血栓性外痔、结缔组织外痔、静脉曲张性外痔及炎性外痔。

3. 混合痔

在齿线附近，为皮肤黏膜交界组织覆盖，由痔内静脉和痔外静脉丛之间彼此吻合相通的静脉形成，有内痔和外痔两种特性。

临床表现

1. 内痔的症状和体征

（1）便血：初发常以无痛性便血为主要症状，血液与大便不相混合，多在排便时出现手纸带血、滴血或射血。便血量多或时间久者可引起继发性贫血。

（2）脱出：脱出是内痔发展到中晚期的主要症状。中期痔核便后可自行回纳，晚期内痔需用手托或卧床休息后方可回纳。严重的晚期内痔在走路、劳动、咳嗽或增大腹压时即会脱出肛门，有的患者痔核脱出后不能托回肛内，形成嵌顿，发生坏死和感染，或回纳不全呈持续的半脱出状态。

（3）肛门坠胀：各期内痔均可出现不同程度的肛门坠胀。其原因可能是肿大的痔核对直肠黏膜的刺激或痔黏膜表面的炎症所致。

（4）疼痛：单纯的内痔并无疼痛，若内痔嵌顿、感染或溃疡时可引起较剧烈的疼痛。

（5）肛门潮湿、瘙痒：内痔脱出致分泌物增多，可导致肛门部潮湿、瘙痒。

2. 外痔的特点

外痔的特点是自觉肛门坠胀、疼痛，有异物感。

3. 混合痔

兼有内痔和外痔的特点。

诊断

根据患者的病史、症状、体征及肛管直肠检查（肛门视诊、直肠指诊、肛门镜检查等）等不难作出诊断。

治疗

目前医学界对痔的治疗有以下看法：痔无症状不需治疗，只需注意饮食，保持大便通畅，保持会阴部清洁，预防并发症

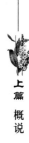

上篇 概说

的发生。只有并发出血、脱垂、血栓形成及嵌顿等才需要治疗。其治疗方法有以下几种：

1. 手术疗法

随着科学的日新月异，传统的手术方法不断被改进，新的痛苦小、疗效佳的手术方式不断涌现，如 PPH、TST 等。临床应根据病变的不同情况选用合适的手术方法。

2. 物理疗法

由于痔的疼痛是非常主要的症状，而且很多患者逃避治疗也是因为惧怕疼痛，因而创伤较小、痛苦较少的物理疗法越来越受到人们的关注。随着现代科技的飞速发展，物理因子治疗的设备及手段也日趋完善。下面介绍几种较常用的物理疗法的一些情况。

（1）激光疗法：通常用于痔治疗的激光机有三种：氦氖、二氧化碳和 YAG 激光机。各种肛门疾病的激光疗法，除外痔、混合痔及瘘管等手术治疗需要局部麻醉外，其他治疗均是无痛苦的。同时，可以减少痔常规手术后经常出现的出血、疼痛及排尿困难等问题。

（2）微波疗法：微波治疗痔疾，主要是热效应在起作用，小剂量微波可促进局部血液循环，改善局部组织营养，加速代谢产物及炎性产物的排泄，调节白细胞及抗体，增强机体防卫能力，从而达到消炎杀菌、解痉止痛等目的。多用于局部红肿热痛的炎性外痔、血栓痔、痔脱出嵌顿、肛缘水肿等症以及创口愈合缓慢。应用的方法有直接接触法（如体腔内辐射）和有距离照射法。大剂量微波通过热效应，使组织透热变性、凝固或汽化。

（3）红外线照射疗法：该疗法的原理就是通过红外线照射，产生黏膜下纤维化，固定肛垫，减轻脱垂，达到治愈的目的。适用于 I 期和 II 期内痔。

（4）直流电疗法：本疗法主要用一双极电极探头，接触痔核表面，利用直流电解原理，使组织蛋白凝固变性，溶解破坏，黏膜下血管栓塞，痔核萎缩，纤维化修复而愈。近几年临床使用较多的 ZZ 型肛肠综合治疗仪将直流电极设计成钳状，直接钳夹内痔基底部，使局部发生坏死，以后痔核沿坏死钳痕脱落，治疗更为彻底。

（5）铜离子电化学疗法：该疗法是治疗痔的化学与物理相结合的新疗法，是目前比较先进的痔治疗方法。临床及动物实验均证明铜离子产生的多少与疗效呈正相关。小血管的堵塞从止血意义上起到了消除病变痔的作用，并可以有效而安全地引起无菌性炎症，从而导致痔组织的萎缩。在适当电场的作用下，铜离子及其形成的络合物与血液中的有效成分发生电化学反应，加之物理与化学作用，使病变处内部产生电解质的改变（酸碱中毒），血流变慢，逐渐凝固，以及异物和电流在血管内引起的血栓形成，血管壁上皮细胞水肿，导致无菌性炎症、组织机化、血管闭塞以及促进周围组织纤维化，从而共同起到增强 Treitz 肌对肛垫的网络和支持，消除黏膜下层血管出血性病变，制止痔组织脱出的作用。在增加治疗点的情况下，取得了较满意的效果。

3. 脉冲电中药离子导入治疗法

此疗法参照直流电药物导入疗法的原理，即利用直流电的电场作用和直流电同性相斥、异性相吸的特性，带负电荷的药

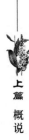

物被直流电电场的负极推斥进入人体，带正电荷的药物被正电极推斥进入人体而达到治疗疾病的方法，结合痔的组织特点兼物理与药物治疗为一体，进行了脉冲电中药离子导入治疗痔。导入药液由生大黄、黄连、制草乌、丹参、地榆、三七等中药组成，具有清热除湿、凉血止血、活血散瘀的功效。

4. 冷冻疗法

即使用冷冻机、液态氮作冷冻剂，把痔核冻成块，让其坏死脱落。应用液态氮（－196℃）通过特殊探头与痔块接触，达到痔组织冻结、坏死、脱落的目的，以后创面逐渐愈合。适用于Ⅰ期及Ⅱ期内痔。该疗法操作的关键是要正确掌握冷冻范围及深度，只有做到这一点，才能收到良好的效果。该疗法的缺点是：在冷冻手术后很长一段时间内，肛门持续有黏液流出，疼痛时间也较长，伤口愈合缓慢，复发率较高。如果先行胶圈套扎，然后冰冻已经套扎的痔块，则可减少组织损伤、坏死以及分泌物的量。

此外，前面提到的运动疗法及针灸疗法等也属于物理疗法的范畴。随着科技的不断进步，相信还会有更新更好的疗法出现。总之，物理疗法治疗痔的方法很多，也很有优势，在掌握好各种方法的适应证及操作规范以后，可以适当推广应用。

中西医思路的交汇点

在对痔病因的认识上，中西医有很多相同或相似之处。两者都认为痔的发病与饮食生活习惯、妊娠分娩、便秘等其他增加腹腔压力的疾病以及遗传等因素有密切的关系。但中医更重视人体整体功能的失调，而西医则更强调局部解剖的缺陷。这就决定了在痔的治疗上，中医多从药物治疗、针灸治疗等保守疗法入手，多法齐施，旨在解决局部症状的同时改善脏腑功能，减少复发；西医则针对局部症状，虽然配合药物治疗，但仍以手术为主，力求改善局部的解剖缺陷。而具体用药上，中医多用清热解毒利湿的中药局部熏洗，防止感染；西医则应用抗生素静脉点滴或局部冲洗，目的同样是预防感染。中西医结合的产物——注射疗法，由于操作简便，费用低廉，患者痛苦小，更是逐渐成为了早期内痔的首选疗法。说明在痔的治疗上，中西医是可以相互借鉴的。

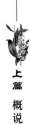

上篇 概说

对痔认识的一些误区

便血就是痔

便血是肠道常见的疾病，它既是包括痔在内等多种疾病的症状，也可能是恶性肿瘤的危险信号。如果简单地认为便血就是痔，淡然处之，轻者可延误病情，重者会使身体造成严重损害。

有一位病友，反复便血近 7 年，被当作痔误治了近 7 年。其间，曾经有医生劝他做个结肠镜检查以明确诊断，均以他害怕检查拒绝了。他还对医生说："现在有几个男人没得痔的。"后来便血加重了，被迫下决心到医院做了结肠镜检查，才发现是直肠和乙状结肠交界处的一颗息肉作祟，经病理取检证实息肉已经发生了癌变。最后，手术切除了一大段肠管。医生摇头叹息说："耽误七年的时间，本来这期间有足够的时间可以避免息肉癌变发生的。真是惨痛教训啊！"

为此，有必要了解一下与便血有关常见疾病的基本医学知识，让我们能够提高警惕，早防、早治肠道的疾患，提高生活质量。

1. 肛裂

即肛管部位黏膜反复感染或机械损伤而形成溃疡，经久不愈，以大便时出血和剧烈疼痛为主要表现，但出血量较少，滴于粪便表面，不与粪便相混。这一点可与痔相鉴别。肛裂可与痔合并存在，且"前哨痔"可诱发肛裂。

治疗上可采用20%硝酸银创面烧灼及局部封闭等多种手段。症状较轻时可口服缓泻剂、石蜡油，以保持大便通畅，使其自愈。顽固性肛裂可采用手术治疗。

2. 直肠、乙状结肠息肉

指直肠或乙状结肠黏膜表面向肠腔隆起的病变。便后常有鲜血或暗红色血液染于大便之外，直肠息肉偶伴有息肉脱出。此病易恶变，明确诊断后应及早采取内镜下高频电刀或其他的手术方式切除息肉，防止癌变。

3. 直肠癌

指齿线至乙状结肠交界处的恶性肿瘤，发病与局部慢性炎症病变、致癌物质、腺瘤等有密切的关系。临床上表现为排黏液脓血便，晚期直肠癌的大便有恶臭。同时还有里急后重、大便变形等排便不适症状及消瘦、营养不良、体重减轻等全身不适症状。此病可通过肛诊检查、直肠镜、结肠镜和病理检查明确诊断。发现为直肠癌应及早手术根治，并配合化疗、免疫、中药等巩固治疗方法。

除以上疾病外，还有许多如炎症、肿瘤、血管性疾病、出血性疾病、全身性疾病、机械性原因等都可导致便血。所以，当发现便血时应及早就医，进行明确的诊断治疗，保护身体健康。

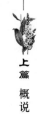

上篇 概说

十人九痔，无需去治

这种观点是错误的。无需治疗是指没有表现出症状的痔，而一旦有了出血、脱出、疼痛等症状，却拖延不治，只能加重自身的痛苦，给健康造成危害。

痔手术可致大便失禁

这是没有根据的传言。手术治疗痔，只要方法正确，不会导致大便失禁。

痔好复发，手术也没用

这种说法是不正确的。痔虽然是一种复发率较高的疾病，但绝不是不需要手术。有些痔症状严重，治疗困难，只有通过手术才能达到临床治愈，而且只要注意术后保健，便可防止复发。

古今名家治疗痔的要领和经验

古代医家治痔要领和经验

1. 王焘——必效疗痔及诸虫方

唐代王焘的《外台秘要》收录了必效疗痔及诸虫方，详细记录了其用药、服用方法及功效："石榴东引根（深者取一握），上一味，勿令见风，拭去土锉，又取鹿脯四脂大一片，炙两畔令熟，槌碎擘，以水三升，适寒温空腹服之。其患痔盛发者，服即定。"

2.《文渊阁四库全书》治痔诸方

《文渊阁四库全书》中收录了藤子丸、乌荆丸、黄芪葛花丸、黄连散、乳香没药散等多个治疗痔的方子，分别记录了各方的用药、用法。"藤子丸，治肠风泻血，湿热内甚，因为诸痔"，"乌荆丸，治肠风痔疾，大肠闷涩。川乌头二两（炮），荆芥穗四两"，"乳香没药散，治五种肠风痔瘘无问久新方。宣黄连、白矾各一两，谷精草半两，石榴……上以湿纸一张裹石榴，裹了后用胶渥拍作饼子，以炭火烧通赤为度，取出，去渥纸，次将谷精草于铫子内炒焦黄为度，与石榴研细后，入麝香一钱，乳香二钱，没药一钱，研细拌匀，每服一钱，热酒小

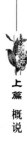

半盏调下，日三服。"

3. 朱震亨——便血不可纯用寒凉

金元四大家之一的朱震亨对便血的治疗颇有心得，他在著名的《丹溪心法》中记载："下血，其法不可纯用寒凉药，必于寒凉药中加辛味为佐。久不愈者，后用温剂，必兼升举，药中加酒浸炒凉药，如酒煮黄连丸之类，寒因热用故也。有热，四物加炒山栀子、升麻、秦艽、阿胶珠，去大肠湿热。属虚者，当温散，四物加炮干姜、升麻。凡用血药，不可单行单止也。"书中还载有治疗痔的外用方药："熏痔方，用无花果叶煮水熏。少时再洗，又好醋沃烧新砖，如法坐熏，良。又方，大蒜一片，头垢捻成饼子，先安头垢饼于痔上，外安蒜艾灸之。翻花痔，荆芥、防风、朴硝煎汤洗之，次用木鳖子、郁金研末，入龙脑些许，水调敷。又方：熊胆、片脑和匀贴之。"

4.《外科精义》治痔诸方

《外科精义》中记载了许多治疗痔的外用内服方："寸金锭子，治疗痔疾。藤黄、雄黄、雌黄、硫黄、轻粉、粉霜、麝香、砒霜、黄丹各一钱，牡蛎粉、红藤根、干漆各五钱。上为细末，研匀……候通，手淋渫。冷即再暖。三神丸，治僧道痔疾，因读养生必效方，见干义传僧觉海少年患痔疾，其行业比米霜，缘此饱食，久坐知痔疾者，不必酒色过度矣。枳壳（炒去穰）、皂角（烧存性）、五倍子各等分。上为细末，炼蜜为丸，如梧桐子大，每服二三十丸，温水食前服。养生必效方中三味皆单方，一味为方，今增为一方其效如神。治痔，雄黄（细研）五分，五灵脂（去石，烧过去烟）、五倍子（炮过）各一钱，没药（分明净者）二钱五，白矾（半飞半生）。上为细末，研令极细，用纸花子贴疮口上。洗痔，防风、当归、川芎各等分。上三味锉细，煎水去粗，令热温淋洗疮，用软帛印干，敷前药。"

5. 危亦林——黑丸子

元代危亦林所著的《世医得效方》中载有专方黑丸子，谓其"专治久年痔漏下血，用之累验。"并详述了其组成及用法："干姜、百草霜各一两，木馒头二两，乌梅、败棕、柏叶（乳发）各五分。上各烧灰存性，再入桂心三钱，白芷五钱，同为末，醋糊丸，梧桐子大。空心三十丸，米饮下。"

6. 赵佶——异功散方和此圣丸方

宋代赵佶等人编写的巨著《圣济总录·痔漏门》收录了大量治疗痔的方子，其中的代表方有异功散方和此圣丸方，称前者能够"治五种痔疾，肠风泻血、外痔、内痔及脱肛，下部四边有𩩻肉如乳，并皆治之"，后者能"治荣卫不调，肠澼下血，疗五痔下血不止，消散下部毒气肿痛。"

7. 《古今医统大全》——针灸及外治法

明代的《古今医统大全》曰："命门一穴，在脊中，与脐相对，灸七壮，治五种痔。又法：长强一穴，在尾骶上，随年壮灸之，治五痔便血最效。又法：治痔疾大如黄瓜，贯于肠头，发则僵卧，以荆芥汤洗之，次以艾灸其上三五壮，若觉一道热气入肠中，大泻鲜红血秽，一时许痛后，其疾乃愈。又法：治痔初起，痛痒不止，以旧布鞋底烘热，痛痒处频频熨之。冷则再烘熨，其痛痒立止。"

8. 《外科理例·痔漏一百十》——外敷法

《外科理例·痔漏一百十》中记载："水澄膏，治痔护肉，

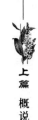

郁金、白芍各一两，一方加黄连。上二味为细末。如内痔，候登厕翻出在外，用温汤洗净，侧卧于床，用温水调令得中，篦涂谷道四边好肉上，以纸盖药，留痔在外，良久方用枯药搽痔上，时时笔沾温水润之，不令药干，亦勿使四散。"

现代医家治痔经验

黄乃健：山东的名老中医黄乃健在内痔传统结扎疗法的基础上，研究应用乳胶环器械结扎法，获得较好的疗效，为我国填补了一项空白，该项研究于1978年全国科学大会评为2级成果。其对痔环切后遗肛管皮肤缺损的研究取得突破性进展，1987年在多国大肠肛门病研讨会交流，产生较大的影响。

李雨农：四川的李雨农教授经多年的临床实践和研究，总结出了治疗混合痔的独特疗法，称为"枯切疗法"，即用大剂量、高浓度的胺钙混合液注射内痔，获得了与传统中医枯痔疗法相似的结果，防止了术后大出血和钙的沉着而致的不适；同时切除外痔，切口形成以肛门为中心的放射状裂缝；另外配制"三号长效止痛针"，解除了病人的术后疼痛。该疗法曾获得全国科技大会成果奖和四川省科技成果二等奖。

丁泽民：江苏的肛肠耆宿丁泽民改进了传统的枯痔法，将含砒枯痔散改进为无砒枯痔液；主持研究了"分段齿形结扎法"治疗晚期内痔和环状混合痔，成功解决了环状痔术后黏膜外翻、肛门狭窄等后遗症问题，获得江苏省科技进步奖。

张东铭：上海的张东铭教授认为痔无须根治，也不能根治；应以保守疗法为主，严格控制手术指征，才是正确的。

曹吉勋：四川的曹吉勋教授于20世纪50年代通过对1000多例患者的临床观察，对当时颇具代表性的枯痔散（枯法）、复方明矾注射法（注法）、枯痔钉（插药）等疗法，进行了仔细研究，总结出了三种方法的适应证、禁忌证。他指出：Ⅰ、Ⅱ期内痔以枯痔钉（含红砒、白明矾、雄黄精、朱砂、乳香等）最宜；嵌顿性内痔、Ⅲ期内痔、肠黏膜脱垂等，用枯痔散（白砒、明矾、月石、雄黄、硫黄）尤好；混合痔用外剥内扎法加内痔注射复方枯痔液（明矾、黄连、枸橼酸钠、奴夫卡因）甚佳。而根据具体情况，几种方法综合使用，则可取长补短，提高疗效，缩短疗程，收一次性治愈之效。曹氏在实践中勤于探索，勇于创新，改进了当时风靡一时的明矾压缩法，把明矾液的浓度由原来的20%改为12%，"改进明矾压缩加枯痔散辅助疗法"，克服了原疗法术后易出血、创口易水肿、感染、疼痛等缺点，并加速了痔核的脱落，取得了满意的效果。

王嘉麟：北京的全国名老中医王嘉麟教授认为，治病必求于本，中医辨证体系中的整体观念同样适用于肛肠病。只有知其表，明其里，诊断正确，才能治疗有方，疗效显著。他自行研制"明矾甘油"注射液，用注射疗法治疗痔，取得了较好的治疗效果，也为后来临床常用的"消痔灵"的研制奠定了基础。

史兆岐：中国中医科学院广安门医院史兆岐教授根据中医"酸可收敛，涩可固脱"的理论，配制成消痔灵注射液，又根据内痔发生的新理论和Ⅲ期内痔和静脉曲张性混合痔的病理特点，提出四步注射法，经过实验研究临床验证，取得了很好的效果，目前在国内已广泛应用于Ⅲ期内痔和静脉曲张性混合痔。

田振国：辽宁省肛肠医院的田振国教授经过对肛肠病数十

年的临床治疗及多项科学实验研究，针对内痔提出了"通便减压——收敛固涩肛垫"的治痔理论，开发中成药硝矾洗剂、水敷散、生肌止痛栓等广泛应用于临床，效果显著。辽宁省肛肠医院的环状混合痔分段结扎术，1987年获辽宁省科研成果奖，该术式从开展一直沿用至今，目前仍是解决环形混合痔的基本方法。该术式应用于患者3000多例，随访十余年，疗效确切，具有术后外形美观、无残留皮赘、无脱出、不易复发等优点。该院改进了混合痔外剥内扎压榨术，适用于内痔脱出严重者，行内痔结扎后，结扎线外痔核较大者。优点在于痔核压榨后坏死脱落较快，减轻且缩短了肛门堵塞感的时间。

临证心得

1. 预防或控制诱发因素

由于痔具有反复发作的特点，且每次发作均有一定的诱因，像过量饮酒、过食辛辣食物、腹泻或便秘、劳累、睡眠不足等。若能预防或有效控制这些诱发因素，就能使病情趋向长期稳定，不影响生活质量。

2. 重视中医药疗法

中医药疗法在养生保健、调节亚健康状态方面有独到之处，可通过辨证论治、饮食疗法、导引、按摩等手段进行调节，使机体保持阴阳平衡，减少痔复发的机会。

3. 治疗的目的主要是解除症状

对处于发作期的痔，出现便血、疼痛、脱垂及肛门不适等症状者，根据现代痔治疗的概念，痔治疗的目的主要是解除症状。

4. 辨证施治，选择合适的疗法

中医学治疗痔可以说是历史悠久，在痔的对症治疗方面也积累了丰富的经验，有中药内服、中药熏洗、中药外敷、栓剂塞肛、针灸、敷脐、推拿按摩等多种治法和众多行之有效的方

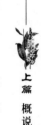

上篇 概说

43

药。对痔脱垂比较严重者，保守疗法不易收到理想的效果，这时往往需要通过手术的方法来解决。中医传统的结扎疗法只适用于单纯的内痔，而混合痔则更适宜选用外剥内扎法、环形混合痔分段结扎法以及 PPH 等手术方法。痔的围手术期处理也适宜选择中医药疗法，中医药疗法在处理术后尿潴留、排便困难、肛门水肿等并发症方面有很好的疗效，但对肛门疼痛的控制不如西药的镇痛剂。

总之，痔的治疗中西医各具特色，应发扬各自的优点，采用中西医结合的方法，多法综合运用，不要拘泥。

痔的转归、预后、预防及调理

痔的转归、预后

患了痔，症状较轻微的患者，经过及时、正规的保守治疗或简单的手术治疗很容易治愈；即使是症状较严重的患者，在经过一系列正确的综合疗法治疗以后，相对还是比较容易治愈的。

但是，大多数人却有一种观念，总认为痔并无生命之忧，而不能引起足够的重视。所以即使得了痔，治疗的欲望也就没那么强烈。但事情真的是这样吗？答案是否定的。事实上，得了痔若不及时治疗，轻者会有一种肛门不适感或疼痛、出血而影响学习、工作及休息；严重者因长期性失血或大量失血导致贫血、抵抗力下降，从而出现一系列疾病，另外，时间较久的痔有引发直肠癌的可能，所以得了痔要以早治疗为宜。

痔的预防与调理

由于痔的发病率很高，痔患者经手术治疗或其他疗法治疗后，复发率亦较高。因此，日常生活中的预防与调理就显得相当的重要。预防痔的发生或复发，主要做好以下几个方面：

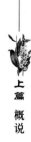

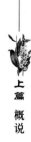上篇 概说

45

1. 加强锻炼

经常参加多种体育活动，如广播体操、太极拳、气功、踢毽子等，能够增强机体的抗病能力，减少疾病发生的可能，对于痔也有一定的预防作用。这是因为体育锻炼有益于血液循环，可以调和人体气血，促进胃肠蠕动，改善盆腔充血，防止大便秘结，预防痔疾。

另一方面，可以用自我按摩的方法改善肛门局部的血液循环。方法有两种：一种是临睡前用手自我按摩尾骨尖的长强穴，每次约 5 分钟，可以疏通经络，改善肛门的血液循环；另一种方法是用意念，有意识地向上收缩肛门，早、晚各 1 次，每次做 30 次，这是一种内按摩的方法，有运化瘀血、锻炼肛门括约肌、升提中气的作用。经常运用此法，可以改善痔静脉回流，对于痔的预防和自我治疗均有一定的作用。

2. 预防便秘

正常人每日大便 1 次，正常排出的大便是成形软便，不干不稀，排便时不感到排便困难，便后有轻松舒适的感觉，这表明胃肠功能良好。如果大便秘结坚硬，不仅排便困难，而且由于粪便堆积肠腔，肛门直肠血管内压力增高，血液回流障碍，使痔静脉丛曲张而形成痔。为防止大便秘结，应注意以下几点：

（1）合理调配饮食：此法可以增加食欲，纠正便秘，改善胃肠功能，也可以养成定时排便的习惯。日常饮食中可多选用蔬菜、水果、豆类等含维生素和纤维素较多的食物，少食含辛辣刺激性的食物，如辣椒、芥末、姜等。

（2）养成定时排便的习惯：健康人直肠内通常没有粪便，

随晨起起床引起的直立反射，早餐引起的胃－结肠反射，结肠可产生强烈的"集团蠕动"，将粪便推入直肠，直肠内粪便蓄积到一定量，便产生便意。所以，最好能养成每天早晨定时排便的习惯，这对于预防痔的发生有着极重要的作用。有人认为，晨起喝1杯凉开水能刺激胃肠运动，预防便秘。另外，晨起参加多种体育活动，如跑步、做操、打太极拳等都可以预防便秘。当有便意时不要忍着不去大便，因为久忍大便可以引起习惯性便秘。排便时蹲厕时间过长，或看报纸，或过分用力，这些都是不良的排便习惯，应予以纠正。

（3）选择正确治疗便秘的方法：对于一般的便秘患者，可以采用合理调配饮食，养成定时排便的习惯加以纠正。对于顽固性便秘或由于某种疾病引起的便秘，应尽早到医院诊治，切不可长期服用泻药或长期灌肠。因为长期服用泻药不仅可以使直肠血管充血扩张，还可以导致胃肠功能紊乱。长期灌肠会使直肠黏膜感觉迟钝，排便反射迟钝，加重便秘，反而有利于痔的发生。因此，若患有顽固性便秘，须在有经验的专科医师的指导下正确治疗。

3. 注意孕期保健

妇女妊娠后可致腹压增高，特别是妊娠后期，下腔静脉受日益膨大的子宫压迫，直接影响痔静脉的回流，容易诱发痔，此种情况在胎位不正时尤为明显。因此，怀孕期间应定时去医院复查，遇到胎位不正时，应及时纠正，不仅有益于孕期保健，对于预防痔及其他肛门疾病也有一定的益处。另外，怀孕妇女一般活动量相对减少，引起胃肠功能减弱，粪便停留于肠腔，粪便中的水分被重吸收，引起大便干燥，诱发痔。因此，

上篇 概说

47

怀孕期间应适当增加活动。避免久站、久坐，并注意保持大便的通畅，每次大便后用温水熏洗肛门局部，改善肛门局部的血液循环，对于预防痔是十分有益的。

4. 保持心情舒畅

俗话说："笑一笑，十年少。"说明好心情对人体的健康非常重要。中医认为，情志的变化与肛肠疾病的关系也非常密切。如果心情愉快，则肝脾功能协调，人体气机条达，升降出入正常，气血流通顺畅。若忧思过度，则损伤脾胃，或急躁暴怒，导致肝气郁结，进而气血壅滞，经络阻隔，经脉交错，发为痔疾。因此，保持良好的心态和愉快的心情是避免痔发生的重要因素。

5. 保持肛门周围清洁

肛门、直肠、乙状结肠是贮存和排泄粪便的地方，粪便中含有许多细菌，肛门周围很容易受到这些细菌的污染，诱发肛门周围汗腺、皮脂腺感染，进而生疮疖、脓肿。女性的阴道与肛门相邻，阴道分泌物较多，可刺激肛门皮肤，诱发痔疾。因此，应经常保持肛门周围的清洁，每日用温水熏洗，勤换内裤，可起到预防痔的作用。

6. 其他

腹压增高，可以使痔静脉回流受阻，引起痔疾。临床上引起腹压增高的疾病很多，如腹腔肿瘤压迫腹腔内血管，可以使痔静脉回流受阻，引起痔疾。肝硬化引起的门静脉高压症，可致肛门直肠血管扩张而引起痔疾，此时应首先治疗肝硬化。不应急于治疗痔，因为肝硬化缓解后痔症状是可以改善的。

预防痔的方法很多，只要注意在日常生活中认真去做，不仅可以预防和减少痔的发生，对于已经患有痔的病人，也可以使其症状减轻，减少和防止痔的发作。

还有人总结出了歌诀式的预防方法，名为"痔八忌"，简单易懂，现在推荐给大家。具体内容为：

（1）忌饮酒：饮酒可使痔静脉充血、扩张，痔核肿胀。

（2）忌辛辣：痔患者如果过量食用刺激性强的辛辣食物，如辣椒、大蒜、生姜等，可促使痔充血，从而加剧疼痛。

（3）忌饱食：暴饮暴食、进食过饱，会加重痔的发病程度。

（4）忌久坐：久坐不运动，会使腰、臀部的血液循环受到障碍，进而加重痔的病情。

（5）忌受凉：坐在寒凉潮湿之处，同样会使腰、臀部的血液循环受到障碍，进而加重痔的病情。

（6）忌紧腰：过紧束缚腰部，会妨碍腹腔及肛门的血液回流，影响肠的正常蠕动，给排便带来痛苦。

（7）忌憋便：粪便在肠道里滞留的时间长了，水分被过多吸收，大便会干硬，造成患者排便困难、腹压增加、痔裂出血。

（8）忌讳疾：痔患者不能因为部位特殊而不好意思就医，或者认为是小毛病而不予重视，导致病情严重，给治愈带来难度。

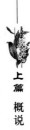

下 篇

百家验方

　　此部分主要为各医家治疗痔病的验方，共有115个验方：包括内服验方47个（其中治疗以便血为主的方药28个，治疗以疼痛为主的方药11个，治疗以脱出为主的方药8个）、外用验方53个（其中外用熏洗方41个，外敷、纳肛方12个）及针灸验方15个。

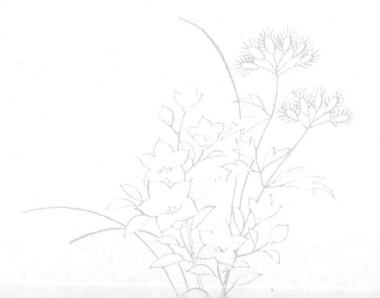

内服验方

治疗以便血为主的方药

凉血地黄汤

【方源】

金·李东垣《脾胃论》。

【组成】

生地 30g，当归 10g，地榆 10g，槐角 10g，天花粉 10g，升麻 10g，赤芍 10g，枳壳 10g，荆芥 10g，黄连 6g，生甘草 3g。水煎服。忌食辛辣肥甘厚腻及刺激性食物。

随症加减：便血甚者，加白茅根 30g，仙鹤草 20g，侧柏炭 10g；疼痛明显者，加炙乳香 10g，炙没药 10g，穿山甲 10g，皂角刺 10g，去生地、天花粉；脱肛者，加黄芪 30g，柴胡 15g；便秘者，加大黄（后下）6g；湿热甚者，加蒲公英

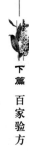

30g，栀子 10g，金银花 10g。

【功效】

清热燥湿，凉血止血。

【验案】

纳某，男，33 岁，工人，1994 年 7 月 4 日初诊。便血 2 周，血色鲜红，开始时仅见几条血丝，其后呈线状射出，每在排便后血液从肛门溅出。既往有内痔出血病史，屡发不愈。患者平素喜食辛辣刺激之品，2 周前饮酒过度而诱发本病，现觉肛门疼痛不适，内痔脱出，但能自行复位。肛门坠胀，大便秘结，舌苔黄腻，脉弦滑。肛诊见 3、7、9 点处内痔出血（截石位），属 Ⅱ 期内痔。证属湿热下注肛门，内痔出血。治宜清热燥湿，凉血止血。方用凉血地黄汤加减：生地 30g，蒲公英30g，白茅根 30g，当归 10g，茯苓 10g，地榆 10g，升麻 10g，枳壳 10g，荆芥 10g，栀子 10g，侧柏炭 10g，仙鹤草 20g，槐花 15g，黄连 6g，生甘草 3g。2 剂，水煎服，每日 1 剂，分 3 次服。服药后便血减少，疼痛减轻，大便秘结改善，排便通畅，内痔也未见脱出。上方去枳壳、蒲公英、栀子，加金银花15g，煎服 2 剂，便血已止，肛门也无疼痛、坠胀感，诸症痊愈。为防止复发，再进上方 2 剂，以善其后。

【按语】

内痔出血多因过食辛辣刺激性食物，燥热内结，大便秘结难解，登厕努责，血随气下；或热邪侵袭脉络，迫血妄行。正如《证治要诀》所说："血清而色鲜者为肠风，热盛则迫血妄行，血不循径，则下溢而成便血。"《外科正宗》云："夫痔者，乃素积温热，过食炙烤，或因久坐而血脉不行，又因七情而过伤生冷，以及担轻负重，竭力远行，气血纵横，经络交错，又或酒色过度，肠胃受伤，以致浊气瘀血，流注肛门，俱能发痔。"《丹溪心法》也指出："痔者皆因脏腑本虚，外伤风湿，内蕴热者……以致气血下坠，结聚肛门，缩滞不散而冲突为痔。"可见，本病主要是因风燥湿热侵袭，气血不调，经络阻滞，瘀血浊气下注肛门而形成。因此，医者采用凉血地黄汤来治疗内痔出血，收到了良好的效果。本方是针对湿热实证者而设，具有清热燥湿、凉血止血的作用，临床使用时应辨证清楚。

清热消痔汤

【方源】

《古今专科专病医案·肛肠病》［赵学理．西安：陕西科学技术出版社，2002：177］。

【组成】

焦槐米 15g，焦地榆 15g，黄芩 12g，陈皮 12g，麻仁 10g，桃仁 10g，猬皮 10g，甘草 10g。水煎服。

【功效】

清热凉血，止血润肠。

【验案】

侯某，男，43 岁，农民，1997 年 3 月 15 日初诊。患者有痔病史多年，平时大便稍干，经常便血，色红，量多少不定，有时仅手纸沾血，有时便后如滴如射。曾多次在各家医院以痔治疗，先后两次行消痔灵注射及手术治疗，效果不佳。刻诊：

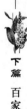

身体壮实，舌红，苔黄腻，脉弦滑。肛查3点、7点、11点黏膜无明显隆起，但局部充血糜烂明显，触之易出血。诊断为内痔，血管肿型。中医诊断：便血（肠风）湿热下注型。方以清热消痔汤加减。3剂，水煎服。3天后复诊，便血停止。肛查：黏膜充血明显减轻，无糜烂、渗血。继服3剂，随访半年无复发。

【按语】

《丹溪心法》中载有："痔者皆因脏腑本虚，外伤风湿，内蕴热毒，醉饮交接，多欲自戕，以致气血下坠，结聚肛门，宿滞不散而冲突为痔也。"阐明了脏腑虚弱为本，多种致病因素引起气血下坠而结聚肛门为痔是标。本案患者身体壮实，舌红，苔黄腻，脉弦滑，虽患痔多年并多次治疗，所幸尚未见到明显虚证之表现，仍以湿热内蕴之标实为见证。故以清热凉血止血为要，酌加润肠通便之麻仁、桃仁。现代医学研究证明，地榆对痔动静脉有显著的收缩作用；槐米则富含芦丁素，具明显加强血管韧性、防止破裂出血的作用；为防苦寒太过伤胃，酌加陈皮理气暖胃，猬皮引药下行，甘草和中。在全部的治疗过程中，仅以清热止血为澄源之用。编者经验表明，此方对于单纯湿热壅滞、血热妄行之痔便血，用之甚为得宜。

芍药甘草汤

【方源】

汉·张仲景《伤寒论》。

【组成】

白芍30g，甘草15g，生地15g，枸杞子15g，墨旱莲15g，玉竹 15g，地榆 15g，槐米 15g，酸枣仁 15g，丹皮 10g，石斛 10g。水煎服。

【功效】

益阴养血，清热凉血，滋阴止血。

【验案】

张某，女性，68 岁。患内痔数十载，每次大便干燥时出现便后下血，色鲜红，量多如注。曾自服槐角丸、三七片等清热止血剂无效而来诊。刻下：便血如注，头晕乏力，口咽干燥，夜寐欠安，舌红少津，脉细数。查截石位 7 点、11 点处黏膜隆起，色红，7 点痔核有一出血点，遂以芍药甘草汤加味治之。服药 2 剂，便血减少，余症减轻，效不更方，再进 2 剂，便血止，诸症消失而愈。

【按语】

痔多为"湿热下注，筋脉横解"而成，实证居多。然本案患者内痔病史数十载，反复出血，阴血耗散，阴津亏损，久之由实转虚且虚中有热，出现了头晕乏力，口干咽燥，夜寐欠安等症状。痔虽可手术治疗，但患者年岁已高，手术需要慎重。本案用芍药甘草汤加味以益阴养血，清热凉血，滋阴止血。《神农本草经》云："芍药味苦（平），主邪气腹痛，除血痹，破坚积寒热癥瘕，止痛，利小便，益气，生川谷。"芍药在六朝以前不分赤白，至陶弘景始分。《本草经》所记载芍药的性味功效，似包含后代赤白芍的性能。后世运用芍药甘草汤多选用白芍药。岳美中在《岳美中医话集》中认为，白芍苦酸、微寒，入肝、脾经。焦树德在《用药心得十讲》中认为，白芍味酸苦、性微寒，有养血荣筋、缓急止痛、柔肝安脾等作用。白芍养肝阴，补而不散，偏于养血益阴；赤芍泻肝火，散而不补，偏于行血散瘀；炙甘草甘温，与芍药相合，即成酸甘化阴之方剂；生地、丹皮、地榆清热凉血；槐米清热、凉血、止血；枸杞子、墨旱莲、玉竹、酸枣仁、石斛滋阴清热。全方药符病证，故其恙可疗。

生熟三黄汤

【方源】

清·吴谦《医宗金鉴·外科卷下》。

【组成】

生地黄 10g，熟地黄 10g，人参 10g，白术 6g，苍术 6g，泽泻 6g，黄连 3g，黄芩 6g，黄柏 6g，防风 6g，当归 10g，陈皮 6g，厚朴 6g，地榆 6g，乌梅 6g，甘草 6g。水煎服。

【功效】

清热利湿，凉血止血。

【验案】

共治疗 30 例患者，其中男 17 例，女 13 例；年龄 15～76 岁；病程 6 日～20 年；辨证分型：热结肠燥型 20 例，气血两虚型 10 例。均予生熟三黄汤治疗，热结肠燥型去人参、白术，加大黄；气血两虚型减黄连、黄柏，加黄芪、升麻。每日 1 剂，水煎，分 2 次服。7 日为 1 个疗程，一般服药 1 个疗程即可，个别患者加服 1 个疗程。对所有患者随访 1 年，1 年后统计疗效。结果：治愈（排便时无出血）22 例，占 73.3%；好转（排便时仍间断便血）7 例，占 23.3%；无效（排便时仍便血）1例，占3.4%。总有效率96.6%。

【按语】

生熟三黄汤治疗内痔出血的优势在于不用手术治疗，只需口服用药，比较方便，尤其适合于下列人群：①年老不愿做手术的患者。②已做手术，但又复发便血而不愿意再做手术的患者。③对手术有恐惧心理而不愿做手术的患者。④体质虚弱不能耐受手术者。《疮疡经验全书》阐述痔的病因为"饮食不节，醉饱无时，恣食肥腻，胡椒辛辣，炙煿酽酒，禽兽异物，任情醉饱……风热下冲，乃生五痔"，可见湿热蕴结于下，邪热灼伤血脉，为痔便血的主要病因病机。

生熟三黄汤首载于《医宗金鉴》，谓之"专医血箭痔如神"。方中生地黄、熟地黄养血凉血止血；人参、白术益气固摄统血，气血双补是固本之意，所谓"固城池"也；苍术、泽泻燥湿利湿，湿去则热无所依，邪无所存；黄连、黄芩、黄柏清利三焦之邪热，热去则血宁，由此则湿热清、燥热除，标实之证可去，所谓"驱邪寇"也；防风疏散大肠之风热；当归活血止血而不留瘀；陈皮、厚朴行气理气而通壅塞；地榆凉血止血，兼作引经之药；少佐乌梅收敛止血，泻中有收；甘草调和诸药。诸药合用，共奏清热利湿、凉血止血之功。祛邪而不伤正，扶正免于助邪，配方严谨，标本兼顾，从而达到药到病除之目的。临床上对生熟三黄汤的运用也需灵活掌握，做到"师其法而不泥其方"，我们根据多年的经验，根据辨证论治，将以出血为主的早期内痔分为热结肠燥型及气血两虚型，在原方的基础上略有加减，灵活运用，收到满意的疗效。

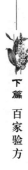

下篇 百家验方

59

消痔汤

【方源】

《"消痔汤"治疗各期内痔 168 例初步观察》〔凌朝光. 广西中医药. 1982，6：25 – 26〕。

【组成】

乌梅 10g，五倍子 10g，苦参 15g，射干 10g，炮山甲 10g，煅牡蛎 30g，火麻仁 10g。水煎，分 2 次服。

加减：便血甚者加地榆炭、侧柏叶；炎症甚者加黄柏、黄连；大便秘结者加番泻叶；疼痛甚者加乳香、延胡索；肛门坠胀者加木香、枳壳；脾虚下陷者加黄芪、葛根、升麻。

【功效】

清热解毒，活血祛瘀，润肠通便，止血定痛。

【验案】

白某，女，61 岁，1980 年 11 月 26 日初诊。1 年多来反复便后滴血，色鲜红，量少，无脱出及疼痛。肛门镜检查所见：齿线上 3、7、11 点黏膜突起各如玉米大小，呈朱红色并见出血点。面色正常，舌质红，苔薄黄，脉缓。诊断为Ⅰ期内痔，当即给予"消痔汤" 3 剂内服，药后便血即止。再服 3 剂，诸症消失。又服 3 剂，复查各痔核完全萎缩。

【按语】

中医学认为，痔主要是由于湿热内生，气血运行不畅，经络阻滞，瘀血浊气下注肛门而成。本方中诸药合用，有清热解毒、活血祛瘀、润肠通便、化湿通络、软坚散结、收涩固脱、止血定痛之功，故对痔有较好的疗效。且患者在服"消痔汤"期间无任何不良反应及副作用，药材易得，值得临床推广应用。

槐花汤

【方源】

宋·许叔微《普济本事方》。

【组成】

槐花 12g，地榆 12g，侧柏叶 12g，生地 12g，黄芩 9g，荆芥炭 6g，枳壳 9g，泽泻 9g，甘草 3g。水煎服。治疗期内勿食辛辣刺激性食物，并注意休息。

加减：若大便干硬者加火麻仁 15g，内痔脱出者加升麻 9g。

【功效】

疏风清热，滋阴润燥，凉血止血，利湿消肿。

【验案】

70 例均为门诊就诊患者，其中男 20 例，女 50 例；年龄最大 60 岁，最小 20 岁；病程最长 12 年，最短 2 个月。本组 I 期内痔（混合痔）30 例，II 期内痔（混合痔）25 例，III 期内痔（混合痔）15 例。主要症状为出血、脱出、炎症性疼痛，均予以槐花汤治疗。上药水煎，每日 1 剂，4 剂为 1 疗程，一般服 1~2 个疗程。疗效标准：按首届全国肛肠学术会议制定的疗效判定标准进行疗效判断。痊愈：症状消失，痔核全部萎缩或消失；好转：症状改善，痔核缩小或萎缩不全；无效：症状和体征与治疗前无变化。

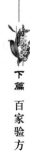

治疗结果：Ⅰ期内痔（混合痔）30例，治愈26例，占86.67%，好转4例，占13.33%，总有效率100%；Ⅱ期内痔（混合痔）25例，治愈11例，占44%，好转12例，占48%，无效2例，占8%，总有效率92%；Ⅲ期内痔（混合痔）15例，治愈0例，好转11例，占73.33%，无效4例，占26.67%，总有效率73.33%。

【按语】

中医学认为，内痔出血多由湿热风燥之邪侵袭，风伤肠络，湿热下注，血热妄行。医者根据临床实践经验，认为槐花汤加味具有疏风清热、滋阴润燥、凉血止血、利湿消肿之功效。方中槐花清泻血分之热，善治下焦出血，与地榆、侧柏叶合用，作用更为突出，生地滋阴清热，黄芩泻火除湿，荆芥炭疏风止血，枳壳宽肠行气，泽泻利湿。诸药合用，治疗内痔（混合痔）的出血、脱出、炎症性疼痛有一定的疗效。

临床观察结果表明，本方对Ⅰ、Ⅱ期内痔疗效较好，对Ⅲ期内痔疗效相对欠佳，也就是对治疗内痔出血疗效显著，对治疗内痔脱出症状，轻者疗效尚可，较重者只能改善症状。因此，对患有较严重内痔又不愿手术或一时未能手术者，也可使用本疗法以减轻症状。临床上加火麻仁润肠通便，加升麻升阳固脱。痔的治疗初期以实证为多，主要因湿、热、风、燥邪气郁滞，故疏风、利湿、润燥、清热多用，多数情况下为数法合用。在后期多为虚实夹杂，故以益气升提、滋阴养血多用，在补益的同时佐以清热解毒。本方适用于以便血、脱出为主的实证内痔。本方还可根据不同兼证加减药味和调整剂量。本疗法疗效确切，用药安全可靠，无不良反应，患者易于接受。

散瘀止血汤

【方源】

《"散瘀止血汤"治疗内痔便血 104 例》［张子惠．江苏中医药，1989，7：20］。

【组成】

丹参 20g，槐花 20g，赤芍 15g，枳壳 15g，丹皮 10g，桃仁 10g，地榆 30g，蒲公英 30g，参三七 4g，甘草 6g。

加减：气血虚弱者，加黄芪 30g，党参 20g，当归 12g；大便秘结者，加生大黄 6g；便后肛门有坠胀感者，加黄芪 30g，升麻 6g。

每日 1 剂，头两煎药汁内服，三四煎以加倍水煎沸后，将药液倒入干净的痰盂中，患者趁热坐上熏洗。血止后，继续治疗 3~5 天，则远期疗效更佳。

【功效】

活血散瘀，凉血止血。

【验案】

戚某，男，38 岁，1986 年 10 月 12 日初诊。患内痔 3 年，经常便秘、便血，曾以西药治疗无效。近期因负重劳累过度，出现便血，量多色鲜，便后肛门坠胀不适，大便干结。经肛门镜检查为 II 期内痔。遂以散瘀止血汤加黄芪 30g，当归 12g，生大黄 6g，升麻 6g。依法内服外熏 3 剂，便血即止，便后肛门坠胀亦明显缓解，守原方又进 5 剂，告瘥。随访至今未复发。

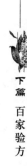

【按语】

中医认为，痔的发病机理与肛门血脉瘀阻有关。自拟散瘀止血汤中，丹参、丹皮、赤芍、三七、地榆、槐花凉血止血，散瘀消肿；且丹参能舒张末梢血管，改善血液循环；三七能缩短血液凝固的时间；丹皮既能行瘀，又能安络；地榆、槐花亦为治痔血之佳品；再以桃仁行瘀通便，蒲公英清热消肿，枳壳理气行滞，甘草调和诸药。全方共奏散瘀活血止血之功，使瘀散而血自止，血行而痔易消。同时以药渣煎汤熏洗，更有利于促使患部活血散瘀。在诊治本病的同时，嘱患者在生活中注意饮食等宜忌，配合治疗，有助于提高临床疗效，并可减少和防止其复发。

秦艽白术汤

【方源】

《清热利湿法痔科临证举隅》［袁敏. 四川中医，2002，20（11）：58］。

【组成】

秦艽 15g，白术 10g，当归尾 5g，防风 6g，泽泻 10g，槐花 10g，地榆 10g，侧柏叶 10g，黄芩 10g，荆芥穗 10g，火麻仁 10g，炒枳实 10g。水煎服。

【功效】

清热利湿，凉血止血。

【验案】

崔某，男，28 岁，1998 年 3 月 17 日初诊。患者原有痔病史 3 年，时作时止。近 2 天来因大便干结，致便后下血，色鲜红，点滴而下，量较多，伴肛门坠胀。检查：肛外尚平整，吸引后肛门截石位 3、11 点齿线上肿物隆起，约 1.0cm×0.5cm 大小。肛内指诊正常。舌质红，苔黄腻，脉弦数。诊断为内痔。中医辨证为湿热下注，蕴结肛门。治拟清热利湿，凉血止血。方选秦艽白术汤加减。上药煎服 5 天后复诊，大便出血明显减少。治宗前法，上方续服 5 天，大便正常，无便血。后随访未复发。

【按语】

便后出血是内痔的主要临床表现之一。刘完素曰："风湿邪热，攻于肠中，致使大肠干涩而燥热郁血，浸淫肠里，热在下，故先便后血。"现代临床治疗痔均在分辨虚实的基础上，着重"清热凉血"、"散瘀润燥"、"除湿祛毒"、"益气摄血"。上方槐花、地榆、黄芩、侧柏叶清热利湿，凉血止血；荆芥穗理血疏风；秦艽、当归尾养血祛风；白术、防风、泽泻祛风利湿；火麻仁、炒枳实润肠通便。诸药合用，共奏清热利湿、凉血止血之效。

止痛如神汤

【方源】

清·吴谦《医宗金鉴》。

【组成】

秦艽 10g，苍术 12g，当归 12g，防风 10g，泽泻 9g，黄柏 9g，槟榔 9g，熟大黄 6g，赤小豆 30g，地榆炭 12g，生地黄 15g，牡丹皮 10g，陈皮 10g。水煎服。

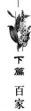

【功效】

清热利湿，凉血止血。

【验案】

男，52岁，1998年3月10日初诊。患者素有痔史5年，间断便血。近1周因劳累、饮食不节加重，服止血药效不佳。现肛内下坠，大便日行1~2次，便时滴血，有时呈喷射状出血，色鲜红，每次约出血20ml左右，小便黄，舌质红，苔黄腻，脉滑数。局部检查：截石位肛周正常。肛镜检查：进镜5cm，直肠黏膜轻度下垂，齿线以上3、7、11点各见有隆起肿物，各约1.5cm×1.5cm×1.5cm大小，色暗红，充血甚，7点位可见肿物黏膜渗血。诊断：Ⅱ期内痔。辨证：湿热下注。治法：清热利湿，凉血止血。方药：止痛如神汤加减。用法：水煎2次，早、晚分服，每日1剂。连用3剂后复诊，自述出血明显减少，只有便时带血，肛内下坠。上方加升麻6g，蒲公英15g；续服5剂，外用九华膏。后复诊诸症消失，随访1年未复发。

【按语】

止痛如神汤出自《医宗金鉴》，由秦艽、桃仁、皂角刺、当归、苍术、防风、泽泻、黄柏、槟榔、熟大黄组成。功效为清热祛风，行气化湿，活血止痛。主治痔发作时肿胀疼痛。本例由于劳累，饮食不节，以致湿热内生，气血壅滞，热盛迫血妄行，灼伤脉络，血不循经则下溢而见便血。《外台秘要》曰："此皆坐中寒湿，或房室失节，或酒饱过度所得。"《疮疡经验全书》曰："饮食不节，醉饱无时，恣食肥腻，胡椒辛辣，炙煿醹酒……乃生五痔。"用止痛如神汤清热祛风利湿，加赤小豆行水利湿，与当归配伍，具有清利湿热、化瘀止血之功；蒲公英、地榆炭、生地黄、牡丹皮清热解毒，凉血止血。诸药配伍，使热清、湿除、络通、血止，诸症悉除。

补中益气汤合八珍汤

【方源】

补中益气汤源自金·李东垣《脾胃论》；八珍汤源自元·沙图穆苏《瑞竹堂经验方》。

【组成】

黄芪 20g，党参 15g，炒白术 15g，白芍 15g，茯苓 15g，白及 15g，升麻 12g，当归 12g，生地 12g，柴胡 10g，橘皮 10g，甘草 10g，阿胶（烊化）10g，川芎 10g，三七 10g。水煎服。

【功效】

补中益气，养血止血。

【验案】

史某，男，65 岁，2004 年 6 月 5 日初诊。5 年前因劳累过度而大便后滴血，甚而射血，时发时止。曾因出血量多引起严重贫血而输血，因有心脏病而未采用手术治疗。7 天前出血又发，每次大便后出血呈喷射状，1 次出血量约 60ml，血色暗淡，面色少华，头晕目眩，神疲乏力，食欲不振，脘痞腹胀，舌质淡，苔薄白，脉细缓。查血 Hb60g/L。治以补中益气，养血止血。方用补中益气汤合八珍汤加减。每日 1 剂，水煎，日服 3 次，服药 3 剂后出血大减，余症减轻。服药 6 剂后出血

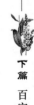

止，余症大减，查血 Hb80g/L。继服原方 10 剂后症状消除，查血 Hb100g/L，停药随访半年未复发。

【按语】

内痔出血中医称为"便血"、"肠风下血"或"近血"，其主症为便时及便中出血，但不疼痛或疼痛轻微，便血时如滴如射，或仅手纸沾血。多因过食辛辣炙煿之品，久站、久坐，或负重劳作，初则热迫血妄行，溢于络外，便血涟涟；久则气随血脱，往往伴有神疲乏力，动则气短等气虚证。故年老体衰，体力劳作者易患此证。本例患者因劳累而起病，且病程较长，出血量较多，加之年龄偏大，因而出现了中气不足，气虚血少的症状。故以补中益气汤与八珍汤合用，以补中益气，养血止血。方中黄芪、党参、炒白术、茯苓补气健脾，生地、白芍、当归、阿胶、川芎养血补血，白及、三七急则治其标而起到止血的作用，升麻、柴胡、橘皮理气升阳，使诸药补而不滞，甘草调和诸药。全方补中有行，标本兼治，与症相符，故取效良好。

补阳还五汤

【方源】

清·王清任《医林改错》。

【组成】

黄芪 60g，当归 15g，赤芍 15g，党参 15g，白术 15g，茯苓 15g，泽泻 15g，丹参 15g，生地 15g，川芎 10g，炙甘草 10g，陈皮 10g，升麻 6g，柴胡 9g。水煎服。

【功效】

益气活血，消肿止痛。

【验案】

张某，女，62 岁，1992 年 3 月 21 日就诊。患有 20 余年肺结核病史。痔出血时好时犯 8 年，便干带血，每临厕努挣，鲜血点滴而下，每次约 30ml，但无疼痛。因有旧病史无法手术，经多方服药治疗无效，近日症状加重 5 天。症见：面色萎黄，神疲懒言，头晕乏力，舌质淡红，苔白，边有齿印兼瘀斑，脉弦细。查肛门呈环状内痔脱出并嵌顿水肿，色紫暗，表面黏膜部分糜烂渗血，痛苦异常。

辨证：气虚血瘀，中气下陷。

给予补阳还五汤加减，水煎，每日 1 剂，分 2 次服。进药 3 剂另加水煎花椒坐浴后，自觉症状明显好转，查患处痔核血止肿消，已还纳入肛门，但仍感肛门坠胀不适。前方去生地、泽泻，黄芪改为 30g，继服 7 剂，余症皆消。随访 2 年多未再复发。

【按语】

出血的病机有很多，而诊疗过程中容易被忽视的就是气虚血瘀导致血不归经而出血。本例患者病程长，因长期便血而导致气虚，气虚不能行血而出现血瘀，从而导致血不循经外溢出血。以气虚为本，血瘀为标，即王清任所谓"因虚致瘀"。治疗上不可见血止血，应视其病机，当以补气为主，活血为辅，补气行血，使瘀去血行。方中重用黄芪补益元气，意在气旺则血行；党参、白术、茯苓、甘草辅助其补气作用；当归、赤

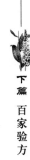

芍、丹参、川芎活血祛瘀；升麻、柴胡升提中气，加强止血之功；泽泻、生地、陈皮利湿消肿，理气和胃。诸药合用，共奏补气活血、消肿止痛之功。

匙羹藤

【方源】

《匙羹藤内服治疗Ⅰ、Ⅱ期内痔出血60例》〔方铄英．中国社区医师，2008，10（12）：79〕。

【组成】

匙羹藤30~60g。水煎服。

【功效】

清热解毒，凉血止血。

【验案】

共治疗60例痔出血的患者，年龄22~65岁，病程1日~3年，就诊时出血时间1~5天。治疗方法：匙羹藤30~60g，每日1剂，加水400ml，先用武火煎沸，后改文火煎取300ml，早、中、晚分服，或取匙羹藤30~60g沸水适量冲泡，频饮代茶。每日1剂，5天为1个疗程。

治疗结果：经过1个疗程的治疗，60例中，治愈45例，好转11例，未愈4例。总有效率为93.3%。

【按语】

匙羹藤又称"武靴藤"、"羊角藤"、"金刚藤"，系萝摩科植物，分布于广东、广西、福建等地。性味：《实用中草药》载其"性平，味苦"。功用主治：①《实用中草药》：

"根，消肿解毒，清热凉血，治多发性脓肿，深部脓肿，乳腺炎，痈疮肿毒。"②《常用中草药彩色图谱》："嫩枝叶，止痛、生肌，消肿。治枪弹伤，杀虱。"

中医学认为，内痔的发生主要是由于先天性静脉壁薄弱，兼因饮食不节，过食辛辣醇酒厚味，燥热内生，下迫大肠，以及久坐久蹲、负重远行、便秘努责、妇女生育过多、腹腔癥瘕致血行不畅，热与血相搏，气血纵横，筋脉交错，结滞不散而成。湿热下注，迫血妄行，血溢脉外，则见便血。治疗上应以清热解毒、凉血止血为主。匙羹藤治疗痔出血是当地民间疗法，目前未发现相关记载、报道。医者经走访查实，应用于临床，取得良好的疗效，说明匙羹藤具有清热解毒、凉血止血的功效，可用于内痔出血的治疗。医者临床上观察，内痔出血的病人，每于饮食不节、过食辛辣醇酒厚味后易复发，再次服用仍能取得效果。而且本汤剂药味平淡，口感很好，易于被广大患者接受，简便廉效，值得临床推广应用。

防风秦艽汤

【方源】

《防风秦艽汤治疗内痔出血200例体会》[杨凤利，余静.宁夏医学杂志，2005，27（10）：716]。

【组成】

防风10g，秦艽10g，当归15g，生地15g，赤芍10g，川芎10g，生甘草10g，茯苓15g，炒槟榔10g，生地榆15~30g，连翘10g，炒栀子10g，枳壳10g，白芷10g，苍术10g，槐角15~20g。水煎服。服药期间所有病人均以清淡饮食为主，忌

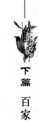

饮酒，免劳累。

便秘者加大黄 15g；气虚并肛门下坠者加生黄芪 20g，升麻 10g，柴胡 10g；便血呈喷射状者加陈棕炭 10g，柏叶炭 20g。

【功效】

疏风散热，凉血止血。

【验案】

共治疗 200 例患者，辨证均属肠风热毒型，临床表现主要为便后无痛性出血，血色鲜红，呈点滴状或喷射状出血，少数病人伴有肛门重坠疼痛。每次出血量 5 ~ 50ml 不等。舌红，苔黄腻，脉弦滑。上述病人均经肛门指检或肛门镜检查排除直肠癌、直肠息肉或直肠溃疡。予防风秦艽汤治疗，水煎，饭前服用，每日 1 剂。病人服用该方 3 ~ 12 剂，其中 180 例便血均消失，10 例症状有所改善，6 例无效。有 12 例病人因饮食不慎或房事不节而复发，则继续服上述 3 剂药。

【按语】

痔是一种常见病、多发病，也是一种最古老的疾病，数千年来中医对此病论述颇丰。其病因主要是由于人体阴阳失调，加之外感、内伤、六淫、七情等因素所致。《素问·生气通天论》曰："因而饱食，筋脉中横解，肠澼为痔。"这是中医对痔疾病因学的较早记载。《外科正宗》则说："因久坐而血脉下行，又因七情而过伤生冷，以及担轻负重，竭力运行，气血纵横，经络交错……以致浊气瘀血，流注肛门，俱能发病。"说明此病与劳累过度有关。《薛氏医案》中说："妇人因经后伤冷，月事伤风，余血渗经，血流于大肠则生痔。"综上古人有"痔因，皆是湿热风燥，四气所伤，而热为最多也"之说。方中生地榆、槐角、赤芍、陈棕炭、柏叶炭均归大肠经而入血分，凉血止血；生地榆含鞣质、地榆皂甙，能缩短出血时间，且有收敛作用；防风、秦艽、连翘、炒栀子、苍术、白芷散肠风、清热毒，热去则血宁；当归、川芎养血疏郁，川芎为血中气药，气血并治；枳壳、槟榔行肠中瘀滞，肠气通则血归经脉；茯苓利水，使热毒自小便而解。诸药合用，共奏疏风散热、凉血止血之功。

本组病例中有兼见气虚患者 32 例，除便血外尚见倦怠乏力、脱肛等症状，原方加生黄芪、升麻、柴胡以益气、摄血、升提。孕妇若有热结便秘，应慎用大黄，此类病人在服用本方的同时，用开塞露或液状石蜡灌肠。对于每次出血量大于 25ml 的患者，服用本方则疗效较差，此类患者应以手术或注射治疗为宜。该方以中医"湿热风燥，四气所伤"为理论依据，巧妙配伍，用药精当，故在临床上长用不衰，只要辨证属肠风热毒，则服之屡屡起效。

益气清肠汤

【方源】

《益气清肠汤治疗顽固性内痔出血 100 例报告》[郑会斌. 中华现代中西医杂志，2003，1（3）：252]。

【组成】

生黄芪 40g，生大黄 10g，生地 30g，蒲黄 10g，槐花 30g，生地榆 30g，黄芩 10g，黄柏 10g，柴胡 10g，升麻 10g，茜草

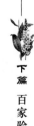

根 15g，当归 10g，枳实 10g，女贞子 15g，旱莲草 15g。水煎服。

【功效】

益气清热，凉血止血。

【验案】

患者，男，50 岁，因便血 7 天而就诊，患者近 7 天来大便干燥难解，便后下血如注，伴痔核脱出，用安洛血、止血敏、青霉素等药消炎止血 7 天无效而就诊于中医。舌质红，苔黄腻，脉滑数。辨证为湿热积滞，损伤肠道血络。嘱其停用一切西药，予以益气清肠汤加白茅根 30g，用水 1500ml，煎出 500ml，日服 2～3 次，以 3 剂为 1 个疗程。连服 3 剂，服 2 剂无效，至服第 3 剂后，便血停止，大便正常，痔核缩小，能自行回纳，再服 3 剂以巩固疗效。随访 1 年，便血再无复发。

【按语】

临床上内痔多以出血为主，或大便中夹血，或便后点滴而下，或下血如注，或便秘，伴疼痛或不痛。西药止血效果多不明显，出血严重时多用手术止血。而中医认为，便血多为肛肠实热与燥屎相搏结，热盛血瘀成痔核，排便时燥屎损伤痔核而出血，病程缠绵不愈，日久损伤气血，致痔核脱出或脱肛，故治疗应清肠益气，凉血通便。方中用生黄芪益气升提摄血；生地榆、槐花善清肠风湿热，为主药；生地、蒲黄、茜草根凉血化瘀而止血；升麻、柴胡助黄芪益气升提；大黄、枳实攻下积热燥结；黄芩、黄柏助地榆、槐花以清热除湿；女贞子、旱莲草凉血滋阴以润肠止血；当归和血不伤正。全方合而益气清热、凉血止血、攻下通便，从而效果明显。此方药源易得，疗效显著，值得在临床上推广应用。

补中消痔丸

【方源】

《益气活血化瘀法治疗内痔100例》［简祖林．遵义学院学报，2004，27（2）：121］。

【组成】

黄芪20g，当归10g，槐花10g，地榆10g，生地10g，何首乌10g，黄芩10g，枳壳10g，赤小豆10g，党参10g，升麻6g，陈皮6g，熟大黄6g，田七粉3g。

制作方法：将以上药物研末，用蜂蜜1000g（炼后）制成每丸9g的药丸。口服。

【功效】

益气补中，清热凉血。

【验案】

共治疗内痔便血患者100例，其中男58例，女42例，年龄27～68岁，病程2～34年。内痔Ⅰ期24例，Ⅱ期48例，Ⅲ期28例。予以补中消痔丸口服，每日2次，每次1丸，30天为1疗程。亦可用汤剂辨证加减。对内痔嵌顿，糜烂水肿者，加猪苓、泽泻、萆薢；便血日久，面色苍白者，党参改为白参，加阿胶、熟地；出血量多者，加黑芥、侧柏叶。在内服中药的同时，嘱患者做提肛运动。每日早、晚各1遍，每遍30次，并进行肛门坐浴及香痔膏外搽。服药期间忌食辛辣炙烤之品，保持大便通畅。结果：服药1～3个疗程，治愈45例，好

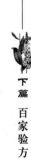

下篇 百家验方

转 8 例，无效 7 例，总有效率为 93%。

【按语】

中医学认为，痔的发病机理是由于脏腑本虚，风湿燥热内生，气血不调而致经络阻滞，筋脉扩张弯曲隆起而成。筛选具有益气补中，清热凉血，化瘀止血，行气利气，润肠通便之品组成基本方，意在消除痔静脉扩张和瘀血，促使痔核萎缩而痊愈。方中黄芪、当归益气养血；党参补中益气，生津养血；升麻清热解毒，升阳举陷，与参芪相伍，既益气升提，又助止血；当归活血补血；赤小豆能祛湿，活血化瘀；枳壳、陈皮理气行滞，醒脾宽中，且枳壳能增强肛门括约肌的收缩功能；生地既能清热凉血，养阴生津，又能通利血脉；地黄通利血脉，古已有之；熟大黄缓其攻积泻下之力，又入血分凉血散瘀；田七粉化瘀止血；黄芩清热燥湿，泻火解毒；地榆、槐花凉血止血；蜂蜜补中润肠。纵观本方补而不滞，通而不峻，止血而无留瘀之弊，活血而无出血之忧。提肛运动是一种有效的防治痔等肛门疾病的办法。经常进行提肛运动，可增强肛门括约肌的功能，加速静脉血回流，降低静脉压，改善直肠肛门部瘀血，同时还可促进肠道蠕动，防止便秘，故常作为一种有效的辅助疗法，力荐于病人，加强疗效。

消痔合剂

【方源】

《消痔合剂治疗内痔便血 100 例临床观察》［高葆良．浙江中医学院学报，1995，19（5）：17］。

【组成】

虎杖根 12g，红藤 12g，茜草根 9g，地榆 9g，旱莲草 9g，北沙参 9g，珍珠母 6g，制首乌 9g，生黄芪 9g，枳壳 9g。水煎服。

【功效】

清化湿热，凉血活血止血，养阴润肠，益气固脱。

【验案】

共治疗 100 例患者，其中男 62 例，女 38 例；年龄 20～45岁 31 例，46～60 岁 55 例，60 岁以上 14 例。主诉以无痛鲜血便为主，便血最短者 1 天，最长者 12 天，平均为 3.2 天。便血程度仅为手纸带血者 16 例，便后滴血者 72 例，便时喷射状出血者 12 例。所有病人经直肠指诊检查，齿线以上 6cm 肠壁均无异常发现。临床诊断属Ⅰ期内痔者 44 例，Ⅱ期内痔者 47例，Ⅲ期内痔者 9 例。均采用内服消痔合剂治疗，胃中不和者，去茜草根、珍珠母、制首乌，加白术、姜半夏；气虚甚者，加党参、枸杞子；脱肛甚者，加升麻、仙鹤草；里急后重者，去制首乌，加土茯苓、木香、川连；出血如箭者，加生地、炒荆芥。5 天为 1 个疗程。治疗结果：1 个疗程后统计疗效，显效（便血完全停止，肛镜检查见内痔核有程度不等的缩小）52 例；改善（便血明显减少，肛镜检查内痔核有缩小或无变化）38 例；无效（便血量未见减少，内痔核无缩小）10 例。

【按语】

现代医学认为，内痔便血发生的原因为排便时腹压增高和粪块摩擦，以致曲张内痔静脉丛的黏膜表面损伤所造成，并伴有局部病灶的组织水肿、充血、血栓形成、炎性浸润等继发性病理改变。中医学认为，痔核的发生原因为湿热互结、气虚血瘀等。内痔便血的诱因有风热肠燥、脾不统血诸种，而各种原因所致的血热妄行是造成内痔急性便血的最常见病因。故"泻火止血"历来是治血的基本治法之一。后世医家在此基础上有所发展，如《医学入门》说："凉血和气清湿热，润燥疏风止痛痒，痔以凉血为主，盖热则伤血，血滞则气亦不运。"血滞日久即成血，瘀血内阻可使血行不循常道。特别是缪仲醇提出"治血宜行血不宜止血"，唐容川强调"祛瘀生新"的观点，对后人治疗血证有更大的启发。现代药理证实，活血祛瘀药能解除血管痉挛，改善微循环，增加局部血流量，从而减少组织水肿和渗出，减轻局部瘀血，以达止血消炎之目的，对临床不少血管性疾病和炎症性疾病有效。

故本方选药除清热凉血化湿药外，还选用茜草根、红藤、地榆、旱莲草等活血止血之品，以达止血不留瘀、缩小痔核之目的。另外，血为阴液，失血多伤阴；气为血之帅，补血必益气，故配以益气养阴之生黄芪、北沙参。便血病人中，往往有大便秘结之兼证，其病机有热结肠道（实证）或血虚肠燥（虚证）两种，而以后者为多见，故本方选用了制首乌、枳壳以养血润肠理气。全方共奏清化湿热、凉血活血止血、养阴润肠、益气固脱之功。

痔血汤

【方源】

《中药治疗内痔出血 200 例》　［徐景龙．福建中医药，2005，36（4）：60］。

【组成】

地榆 10g，槐花 10g，侧柏叶 10g，生地 10g，白芍 10g，当归 10g，黄芩 9g，枳壳 15g，乌梅 9g，薏苡仁 20g。水煎服。嘱患者在服药期间忌食辛辣、煎炸、燥热之品。

【功效】

清热凉血，润燥疏风，消肿止痛，收敛止血。

【验案】

共治疗痔便血患者 200 例。便血最短者 1 天，最长者 15 天，平均 3.7 天；便血程度方面，仅以手纸带血者 26 例，便血、滴血者 128 例，有喷射状出血者 46 例；属 I 期内痔者 132 例，属 II 期内痔者 68 例。临床表现以无痛血便为主。部分病人偶有脱肛、坠胀、疼痛等症状。所有病人经直肠指诊检查：距肛缘 7cm 以内直肠壁均无其他异常发现。自拟痔血汤，每日 1 剂，每剂清水煎 2 次，口服，5 天为 1 个疗程。治疗结果：经 1 个疗程治疗后统计疗效。显效（便血完全停止，肛镜检查示内痔核有程度不等的缩小）：I 期为 104 例，II 期为 40 例。有效（便血明显减少，肛镜检查内痔核有缩小或无变化）：I 期为 28 例，II 期为 24 例。无效（便血及内痔无变化）4 例。

【按语】

内痔便血及不同程度的脱肛、肿胀、疼痛是肛肠病人就诊的主要原因，而 I 期和 II 期内痔的治疗应以解除症状为主，运用药物内服治疗，仍为病人易于接受的治疗方法。中医学认为，痔核的发生原因为湿热互结、气滞血瘀，急性便血的诱因尚有风热肠燥、血热妄行。痔血汤选用地榆、槐花、侧柏叶、

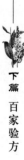

生地凉血止血；白芍和营敛阴；当归养血活血；黄芩、薏苡仁泻火渗湿；佐以枳壳行气，乌梅收敛固脱。全方共达清热凉血、润燥疏风、消肿止痛、收敛止血之功，切合内痔的病机。结合现代药理分析，此类药物能解除血管痉挛，改善局部瘀血，并有良好的止血、抗炎镇痛的作用。

必须指出，临床上应根据患者的具体情况适当加减。如气虚失摄者，可去黄芩、生地，加黄芪、党参、升麻；血虚肠燥者，可重用当归，加生首乌、肉苁蓉；大便硬结者，可加火麻仁、郁李仁、大黄；热盛血热妄行者，可加黄连、栀子等。只要辨证准确，药证相结，是证每每获效。

化痔汤

【方源】

《自拟化痔汤治疗内痔 203 例》［谭红．四川中医，1997，15（12）：45－46］。

【组成】

槐花 12g，生地 12g，玄参 12g，枳实 12g，地榆 15g，甲珠 15g，浙贝 9g。水煎服。

加减：兼腹胀、便秘、口干口苦、舌红、苔黄腻、脉滑者，加黄柏 12g，大黄（后下）6g，芒硝 6g，川朴 9g；伴头昏乏力、纳差、舌淡、苔白、脉细弱者，加黄芪 15g，党参 15g，白术 9g，升麻 9g。

【功效】

凉血止血，通瘀化痔，软坚散结。

【验案】

李某，男，45 岁，1993 年 6 月 21 日就诊。因反复肛门胀坠，大便带血，便后肛内有物脱出 5 年，再发 1 周来诊。诉 1 周来因食热燥之品，大便秘结难解，大便时有鲜血滴出，肛门胀坠疼痛，便后有物脱出，每因下蹲久后或搬运重物时亦有脱出，但尚可自行还纳，伴口干口苦，小便黄，舌红，苔黄微腻，脉弦略数。肛检见肛缘轻度水肿潮红，肛窥下可见肛门截石位 3、5、7、11 点部齿线上痔核表面黏膜轻度溃疡，有少许渗血，痔核随肛窥取出而外脱，经提肛后慢慢回纳。诊断为Ⅱ期内痔。治法：清热凉血止血，软坚散结，通瘀化痔。取化痔汤加大黄（后下）6g，川朴 9g，每天 1 剂，水煎，分 2 次服，第 3 次加双倍水，煎汤坐浴。

治疗 1 周后，大便无滴血，口干苦、便结尿黄等症状消失，肛门胀坠疼痛减轻，痔核缩小，脱出明显减少。守上方去大黄、川朴，加黄芪 9g，升麻 9g，每日 1 剂，水煎服，并坚持第 3 次煎汤坐浴，每天 1 次，配合做提肛运动。继续治疗 12 天后，大便带血、便后肛内痔核脱出诸症消失，肛镜检查见齿线上突起痔核均软化消失。

【按语】

内痔是肛门齿状线上黏膜下的痔上静脉丛发生扩大曲张，形成柔软的静脉团而成。《丹溪心法》说："痔者皆因脏腑本虚，外伤，风湿内蕴热毒……以致气血下坠，结聚肛门，缩滞不散而冲为痔也。"其简述了痔的成因。目前大多认为其成因是因肛门部静脉壁薄弱，诸因致使血液郁积，热与血相搏结，气血纵横，经脉交错，结滞不畅所为。依其机理，医者拟用化

下篇 百家验方

痔汤治疗，以槐花、地榆、生地合用，共奏清热凉血止血之功。现代实验研究和临床表明，槐花有降低静脉压，改善毛细血管脆性，防止血管破裂之功，故用于内痔出血效果甚佳。而对结滞不散、血液郁积之痔核，重用具有良好活血祛瘀、攻坚散结之功的甲珠，与清热散结力颇强之浙贝合用，可清热通瘀化痔，佐以玄参清热解毒散结，枳实破气散结、消积止痛，从而达到清热凉血止血、软坚散结、通瘀化痔之效。临床中配合本方煎汤坐浴及进行提肛运动，治疗内痔的确有佳效。目前治疗内痔的方法很多，有注射、电痔、激光、结扎等，都有良好的效果。而本法对于临床许多畏惧手术及年老体弱或患有其他慢性疾病不宜手术者，是较满意而行之有效的方法。

清肺汤

【方源】

明·龚廷贤《万病回春》。

【组成】

当归 5～10g，熟地 5～10g，川芎 4～10g，芍药 10～15g，地榆 20g，黄芩 10～12g，栀子 9g，黄柏 6～10g，黄连 6g，侧柏叶 12g，槐花 10～18g，阿胶 5～10g。水煎服。阿胶烊化后服用。

【功效】

清热凉血补血。

【验案】

周某，大学生，时而便血，肛门胀痛 1 月余。以往曾有类似病史，尤以大便干结时便血即发生。肛门视诊：外观无异常。肛门镜检：膀胱截石位 3 点、7 点各见一约花生仁大之痔核，其中 3 点处可见一出血点。诊断为内痔。病人拒绝接受"内痔注射术"治疗，愿服中药治疗。刻诊见舌少，苔质红、略暗，脉稍沉。给予清肺汤治疗，上药合为煎剂，每日 1 剂，分 3 次温服。阿胶烊化后服用。5 天为 1 个疗程。1 个疗程后，肛门胀痛减轻且血便已无。8 天后肛门胀痛消失，大便通畅。续服中药 3 剂后，仍未见血便。因患者忙于学习而中止服药。随访 6 个月，病人情况良好。

【按语】

痔是直肠黏膜下和肛管皮肤下痔静脉丛瘀血、扩张和屈曲而形成的柔软静脉团。痔的产生与出血关系密切，特别是内痔，无痛性便血是其特点。《黄帝内经》记载痔的发生原因是"筋脉横解"，即静脉扩张。尤其指出痔的发生与全身因素有关，多由脏腑本虚引起，加之外感六淫、内伤七情、饮食不节等原因，以致湿、热、燥、火内生，气血不调，经脉阻滞，瘀血浊气下注肛门而成。当内痔形成后，因其病理变化和发展程度的不同，临床上常分为三型和三期，其中，三型中的血管肿型因毛细血管增殖和扩张，黏膜转薄，触之最易出血。Ⅰ期内痔除大便带血、滴血或射血外，无其他自觉症状。Ⅱ期内痔有间歇性便后滴血史，痔核较大，亦容易出血。Ⅲ期内痔患者由于反复出血，还会产生继发性贫血。以清肺汤治疗痔出血性疾病，为古方今用，符合"治火、治气、治血"之血证治疗总则。本方适用于实热内蕴的痔出血，不论便前、便后的出血均可用。因其施用于肛肠出血特别有效，有人甚至认为是专治痔出血的方剂。方中当归、川芎、芍药、地黄为四物汤，是补血

下篇 百家验方

83

基本方；地榆、侧柏叶凉血止血；黄连、黄柏、黄芩、栀子清热解毒；槐花凉血解痉；阿胶补血强壮。诸药协同作用，有明显的止血效果，治肛肠出血、痔出血疗效显著。

黄连猪小肠汤

【方源】

《黄连猪小肠汤治疗内痔经验体会》〔张阳坤．中国实用医学研究杂志，2004，3（4）：397〕。

【组成】

黄连5~8g，猪小肠150g，出血多者加地榆10g。水煎服。

【功效】

清热利湿，润肠止血。

【验案】

男性患者，60岁，反复内痔出血，脱出20余年，曾行枯痔丁术、内痔结扎术，但效果不理想，病情反复发作。2001年6月因内痔出血加重而就诊，局部检查见3、5、7点内痔充血明显，指诊肛管有轻触痛，舌红苔黄，脉弦数，诊断为Ⅲ期内痔。建议行内痔结扎术，患者拒绝手术，遂予黄连猪小肠汤。将猪小肠分切数段，上药合而炖至猪小肠烂熟，每日1剂，服用本方仅1剂，半年来上症不再发作。

【按语】

方中黄连苦寒，归肝、胃、大肠经，可清热燥湿，出血多者加凉血止血之地榆。猪小肠为血肉有情之品，具有滋阴润燥之功。诸味合用，具有清热利湿、润肠止血之效。《外科正宗》有载脏连丸，方用黄连240g、猪大肠500g，将黄连灌入猪大肠，两端扎紧，以酒1500g煮干，再捣烂为丸，如梧桐子大，每服7丸，空腹温酒服下，治痔便血，肛门坠痛。此方乃脏连丸变化而来，去有异味的猪大肠，改用猪小肠，改丸剂为汤剂，保留其功效而用法更为方便简单，便于患者采用。该方适用于素有湿热、阴虚便秘的慢性内痔患者，脱出严重者加服补中益气丸，效果更佳。

槐花散肠风汤

【方源】

宋·许叔微《普济本事方》。

【组成】

炒槐花15g，侧柏叶12g，荆芥穗12g，炒枳壳10g，秦皮15g，杭白芍15g，焦地榆15g，防风10g，生大黄（后下）9g，生甘草6g。水煎服。

【功效】

凉血止血，清肠疏风。

【验案】

患者，男，55岁，工人，1998年2月12日初诊。大便时肛门内滴鲜血，有时呈射血状，量约10ml左右，便后血止，反复发作1年余。经肛门镜检查诊断为内痔，给予槐花散肠风汤7剂，水煎服，每日1剂，1周后复诊。服药第4剂，大便时出血量明显减少，7剂服完，血完全止住。随访2年未见复发。

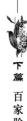

【按语】

《寿世保元》将大便下血，血下如溅，血色鲜者，叫做"肠风"。《中藏经》又说："热极则便血"，又"风中大肠则下血"。病机多属湿热风燥火邪伤脉动血，以致气血郁滞，血渗肠道，故治疗以清肠止血，疏风下气，泻火凉血，益气养血为主。医者运用《普济本事方》中槐花散合肠风汤治疗内痔便血，取得了良好的效果。方中槐花、侧柏叶凉血止血；荆芥穗、防风理血疏风；秦皮、焦地榆清肠解毒，凉血泻热，收敛止血；枳壳下气宽肠；大黄苦寒，通腑泻热，解毒疗疮；杭白芍养血敛阴；甘草缓和药性。诸药合用，既能凉血止血，又能清肠疏风。风热湿既清，便血自止，故疗效满意。

止血方

【方源】

《"止血方"治疗混合痔200例临床观察》[徐伟祥. 江苏中医药，2008，40（4）：47–48]。

【组成】

大黄6g，侧柏叶20g，地榆10g，槐花10g，三七10g，血余炭3g。水煎服。

【功效】

清热化瘀，凉血止血。

【验案】

共治疗200例混合痔患者，均来自门诊。其中男125例，女75例；年龄最大78岁，最小16岁，25～55岁者最多，占

75%；病程最长 25 年，最短 3 个月，以 2～5 年者最多，占 72%；Ⅰ期痔 80 例，Ⅱ期痔 120 例。200 例患者均具有的临床症状为：便血，色鲜红，疼痛，便后有痔核脱垂、水肿等症状，肛门镜检查示痔黏膜充血、糜烂。均予自拟止血方治疗。先将侧柏叶、地榆、槐角、三七入砂锅中，加清水 1000ml，浸 30 分钟后，用武火煮沸，再改用文火熬 30 分钟，然后加入大黄，煮沸 3 分钟，倒出头煎煎液，加水再煎 1 次，2 次勾兑后，饭后口服。血余炭可用米汤送服，以照顾胃阳之气。10 天为 1 个疗程。

临床疗效：200 例患者中，显效（便血、疼痛、脱垂等症状消失，肛门镜检查示痔黏膜轻度水肿，治疗后症状、体征积分总和比治疗前下降≥70%）52 例；有效（便血、疼痛、脱垂等症状改善，肛门镜检查示痔核缩小、痔黏膜轻度充血，治疗后症状、体征积分总和比治疗前下降≥30%，但＜70%）132 例；无效（症状和体征均无变化，治疗后症状、体征积分总和比治疗前下降＜30%）16 例，总有效率为 92%。

【按语】

内治法是中医治疗痔的一种传统疗法，历史悠久，疗效显著。《外科正宗》云："凡疗内痔者，先用通利药物荡涤肠腑。"《丹溪心法》云："痔专以凉血为主。"在治疗混合痔中，医者采用了自拟止血方。方中大黄苦寒、清泻，火降则血止；槐角、地榆、三七、侧柏叶、血余炭等具有凉血、止血、活血、化瘀等作用。现代药理研究证实，大黄有收敛止血的作用，止血成分主要为大黄酚，对外出血和内出血均有明显的作用，可使凝血时间缩短，降低毛细血管的通透性，改善毛细血

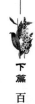

下篇 百家验方

管脆性。槐角含有 9 种黄酮及异黄酮化合物，如槐花苷、金雀异黄素、槐花黄酮苷等，它能促进血液凝固，使血管壁脆性增强的微小血管恢复正常的弹性。另外，槐角还有杀菌成分，对金黄色葡萄球菌、大肠杆菌有抑制作用。地榆含有地榆皂苷 A、B 及鞣质等，并具有抗纤溶作用，其所含鞣质有收敛止血、缩短出血时间的作用，还能使红细胞压积增加，全血黏度增加，从而有助于止血，还能抑制肉芽肿增生，促进创口愈合。三七可抑制炎症渗出，减轻水肿，抑制局部前列腺素的合成与释放，减轻炎症递质的作用；同时还能抑制血小板凝聚，预防血栓形成，改善痔静脉丛的血液流变学，增加组织营养而达到抗炎止痛的作用。侧柏叶水煎剂能缩短止血时间和凝血时间，同时还具有镇痛和抗菌作用。血余炭可抑制血小板致密微管系统，促使细胞内游离 Ca^{2+} 浓度增加，血小板被激活而聚集，另外，还具有抗炎抗菌的作用。

化瘀止血汤

【方源】

《化瘀止血汤治疗痔出血日久 38 例》［谢国良．河北中医，2002，24（2）：116］。

【组成】

蒲黄 15g，三七粉（冲服）6g，仙鹤草 30g，茜草根 20g，党参 60g。水煎服。

【功效】

化瘀止血，去腐生肌。

【验案】

李某，男，46岁，工人，1999年7月4日就诊。便时肛内肿物外突1月余。便血量多，心慌气短，乏力头晕，肛门迫胀，大便后肛门肿物可自行回纳。舌质淡胖，苔薄白，脉沉细无力。专科检查：肛门外观无异常，窥镜下见截石位3、7、11点齿线上黏膜呈半球状突起，如中小指腹。齿线上3点处黏膜糜烂，触之出血。血常规检查：Hb56g/L，红细胞计数2.6×10^{12}/L。诊断：Ⅱ期内痔。辨证：瘀血阻滞，气血亏损。急投化瘀止血汤。水煎服，每日1剂，共4剂。

1999年7月6日复诊：已无便血，肛内肿物无脱出，心慌头晕等症好转。改用补中益气汤加三七粉（冲服）3g、蒲黄10g、地榆12g。每日1剂，水煎，早、晚分服，连进7剂后，大便通畅无血，精神明显好转，食欲佳。血常规复查：Hb82g/L，红细胞计数3.1×10^{12}/L。改用八珍汤调理20日，面色红润，诸症消失。血常规复查：Hb120g/L，红细胞计数3.6×10^{12}/L。随访1年未见复发。

【按语】

中医学认为，痔多因感受六淫邪毒，饮食不节，或七情劳倦，伤及脾胃所致。临床治疗痔出血，早期大多采用清热利湿、凉血止血之法，方用槐花散类；或采用补脾益气、升举止血之法，方用补中益气汤类。晚期痔出血量多，逾月不止而致贫血，出现脾肾阳虚，气血亏损者，则用温中固脱、收涩止血之法，方用参附汤、生脉散之类，虽有效果，但亦不乏无效者。这类患者若采用手术治疗，术后即止血，贫血症状亦迅速消失，均能在1个月内恢复健康。医者在长期手术治疗痔的过程中，注意观察其局部病变情况，从肉眼观察中发现其有以下共同特点：①痔核表面黏膜有一处或多处呈凹陷性溃疡面，触之易出血。②将摘除的痔核做矢状或额状剪开时，都有 1 颗或数颗小如粟、大如黄豆的血栓，血栓有的有纤维膜包裹，有的则无。③无纤维膜包裹的血栓周围组织腐烂、无弹性，呈暗黑色。由于瘀血的存在，血流受阻，局部组织失养而成溃疡。痔核每受粪便的压迫和腹压的影响，则溃破出血，出血后则新的瘀血又形成，反复出现，形成恶性循环。祛除瘀血这一病理产物方能止血。

自拟化瘀止血汤中，蒲黄、三七活血化瘀，生肌止血；仙鹤草、茜草根养血止血，引血归经；出血日久，必气血两虚，重用党参大补元气，补脾统血。诸药合用，具有较强的化瘀止血、去腐生肌之功，运用得当，多获良效。临床上气滞血瘀型的外痔容易理解，但内痔痔核内有瘀血则不易理解，此类患者虽便血日久不止，但舌、脉象均无瘀积的表现。因此，凡痔出血过旬不止，应使用化瘀药，如出血量多，出现中、重度贫血者，更需大胆使用化瘀药物，邪祛方能正复，瘀血去，腐肉脱，新肌生，血方止。

养阴止血汤

【方源】

《养阴止血汤治疗痔病便血 72 例》［欧春，徐利．浙江中医杂志，2006，41（7）：393］。

【组成】

北沙参 15g，旱莲草 15g，红藤 15g，虎杖 15g，槐角 15g，

制首乌 15g，地榆 12g，黄芪 12g，丹皮 9g，枳壳 9g。水煎服。

辨证加减：阴虚甚者加熟地、女贞子、麦冬，气虚甚者加炒党参、炒白术、山药，血虚者加炒当归、炒白芍、红枣，便血甚者加黄柏炭、仙鹤草、陈棕炭。

【功效】

养阴清热，凉血止血。

【验案】

朱某，男，32 岁，职员，2005 年 9 月 12 日初诊。反复大便带血 10 月余，再发 2 周，大便干燥，每日一解，出血量少，多为手纸带血，疲劳后有时呈滴血，无肛门疼痛，无黏液便。曾肠镜检查无异常。舌质红，苔薄黄，脉细数。肛门指检无异常，肛镜检查示痔黏膜充血隆起，表面轻度糜烂，未见出血和肿块。诊断为内痔，证属阴虚火旺，肠道筋脉横解。治宜养阴清热，润肠通便。予养阴止血汤加减治疗。处方：北沙参15g，旱莲草 15g，红藤 15g，虎杖 15g，槐角 15g，制首乌15g，熟地 15g，地榆 12g，炒谷芽 12g，黄芪 12g，当归 12g，仙鹤草 30g，丹皮 9g，陈棕炭 9g，枳壳 9g。每日 1 剂，水煎服。连服 5 剂后复诊，大便润畅，便血已无，再以原方出入调养而病愈。

【按语】

痔病便血多为阴虚火旺、脏腑实热、湿热下注等，下迫大肠，血热相搏，经脉瘀阻，血不循经，导致大便带血，经久不愈。医者从临床观察中发现，患者的便血多属阴虚燥热之证，或兼有久病气虚，所以治疗宜以养阴凉血为主，使阴血归经，则便血可止。养阴止血汤方中北沙参、旱莲草养阴润燥，清热凉血；红藤、虎杖、丹皮清泻腑热，凉血解毒；地榆、槐角凉血止血；制首乌滋养肝肾，调补阴阳；黄芪益气升阳，健脾固摄；枳壳调理气机。诸药配伍得当，共奏养阴清热、凉血止血之功。

止血汤

【方源】

《止血汤治疗内痔出血 210 例》〔韩军. 陕西中医，2007，28（4）：456〕。

【组成】

槐花 20g，地榆 15g，荆芥（炒）15g，枳壳 12g，防风 12g，当归 12g，黄芩 12g。水煎服。

【功效】

清肠疏风，凉血止血。

【验案】

共治疗 210 例患者，均为门诊内痔出血患者，男性 140 例，女性 70 例，年龄 19～71 岁，平均 34 岁，便血时间 1 天至 1 个月，均内服止血汤治疗。加减：若大便稠臭，泻而不爽，苔黄，脉滑数，可加黄柏 9g，苍术 9g，以清热燥湿；若大便溏稀，脘腹胀闷，苔白，脉弱，可加白术 30g，茯苓 15g，党参 15g，以补益脾胃；若腹痛肠鸣，脘腹痞满，大便臭如败卵，可加焦山楂 15g，焦神曲 15g，炒麦芽 15g，莱菔子 15g，以消食导滞；若少气懒言，肛内包块脱出不易回纳，舌淡，脉弱，可加补中益气汤加减；若便血时久，面色萎黄或苍白，神疲乏力等血虚证，可加四物汤加减；若大便干燥，排便困难，便时肛门疼痛，可加麻仁汤加减。水煎，早、晚分服，长效止血栓1枚纳肛，每日1次。

治疗结果：治愈（无便血、无疼痛、痔核缩小）189例，有效（便血明显减少、痔核缩小）16例，无效（治疗前后无变化）5例，总有效率97%。治愈病例中，服药1剂（1天）即停止出血，最慢5剂出血即止，平均服药3剂。无效病例均为Ⅱ、Ⅲ期混合痔。

【按语】

内痔是直肠末端和肛管壁的静脉丛迂曲、扩张所致。内痔是人类的常见疾病，好发于任何年龄，随着年龄的增大，发病率逐渐上升，约50%以上的超过50岁的人患有内痔。痔的英文意思是出血，着重强调大多数痔的主要症状是出血。在治疗上，除去手术等方法外，中医保守治疗是一种简便、有效的方法。中医认为，内痔出血多因风伤血络、湿热下注而致。止血汤中槐花专清大肠湿热，凉血止血为君药，荆芥炒用疏风并入血分而止血，地榆凉血止血为臣药，枳壳下气宽肠，防风祛风胜湿止痛，当归补血止血止痛，黄芩清中焦热，解毒止血，共为佐使，诸药合用，既能清肠疏风，又能凉血止血，风热湿毒既清，便血自止。随证加减此方，疗效甚佳。

痔裂灵丸

【方源】

《痔裂灵丸治疗痔肛裂疗效观察》〔李天增，李振鹏，李林学．河南中医，2005，25（10）：41〕。

下篇
百家验方

93

【组成】

大黄 60g，当归 75g，槐米 100g，侧柏叶炭 50g。

配制方法：上药共研为细末，过 120 目筛，炼蜜为丸，每丸重 9g，每盒 10 丸。温开水送服。孕妇禁服。

【功效】

清热燥湿泻火，解毒祛风，凉血止血，润肠通便。

【验案】

共治疗 1878 例患者，均来自门诊及住院病人。年龄 18 ~ 78 岁，平均 38.5 岁；各期内痔 1425 例，各类外痔 453 例；病程最短者 3 天，最长者达 11 年。均予痔裂灵丸治疗。每次 1 丸，每日 3 次，温开水送服，7 天为 1 个疗程，一般用药 1 ~ 2 个疗程。

治愈：疼痛症状消失，出血停止，大便通畅，肛诊或肛门镜检查示内、外痔痔核萎缩，炎症消退。显效：症状基本消失，排便偶有少量出血。好转：疼痛减轻，排便欠畅，仍有出血，痔核部分缩小，炎性水肿渐消。无效：上述症状、体征无变化。

结果：内痔 1425 例中，治愈 798 例，显效 442 例，好转 171 例，无效 14 例，有效率 99.02%；外痔 453 例，治愈 218 例，显效 176 例，好转 49 例，无效 10 例，有效率 97.79%。本组病例服药后均未发现有不良反应。

【按语】

中医学认为，痔、肛裂等肛肠疾病多由脏腑本虚引起，加之外感六淫、内伤七情、饮食不节等原因，以致湿、热、燥、火内生，气血不调，经络阻滞，瘀血浊气下注肛门或气虚下陷，使肛门局部气滞血瘀，筋脉横解，出现痔核、肛裂或肛瘘等肛肠病。临床多见局部肿痛、大便下血等症状。方中大黄味苦气寒，入阳明泻实热下燥结，入厥阴而凉血逐瘀，以消肿解毒，通便泻火为君药；当归活血补血，清燥除风，润肠通便为臣药；槐米除肠风清大肠，凉血泻火止血为佐药；侧柏叶炭清血分积热，凉血止血为使药。上药配伍为痔裂灵丸内服，共奏清热燥湿泻火，解毒祛风，凉血止血，润肠通便之功，以调气血，通经络，化瘀血，清浊气。对痔、肛裂、肛瘘、直肠脱垂等肛门疾病所引起的肿胀、疼痛出血、痔核脱出、排便困难等诸症有明显的疗效。

痔宁汤

【方源】

《痔宁汤治疗内痔 83 例》［相鲁闽．河南中医，2007，27（12）：58］。

【组成】

全蝎 3 条，槐角 12g，赤芍 12g，全当归 6g，生地黄 10g，川芎 10g，白芍 10g，地榆 20g，黄芩 12g，黄柏 10g，黄连 6g，阿胶 6g（烊化），龙葵根 15g，生甘草 3g。水煎服。孕妇禁用。

【功效】

清热凉血，祛瘀生新。

【验案】

共治疗 83 例患者，均为 2003 年 7 月至 2006 年 6 月的门诊病人，其中男 51 例，女 32 例；年龄 17~69 岁，平均 34 岁；病程 1~31 年。诊断标准采用《中华人民共和国中医药行业标准》中的《中医肛肠科病证诊断疗效标准》，将Ⅰ、Ⅱ期内痔主要症状为便血、肛门坠胀者作为治疗观察对象。Ⅰ期内痔 35 例，Ⅱ期内痔 48 例，并全部经过肛门镜检查，除外其他出血原因，均予痔宁汤治疗。上药合为煎剂，每日 1 剂，分 2 次温服，10 剂为 1 个疗程。

服药后观察其便血、肛门坠胀、肿物脱出、大便干燥的疗效、起效时间和症状缓解时间及服药后引起的不良反应等。治疗结果：1 个疗程后，Ⅰ期内痔 35 例中，治愈 27 例，好转 6 例，有效 2 例，治愈率为 77.14%，总有效率为 94.28%；Ⅱ期内痔 48 例中，治愈 25 例，好转 19 例，有效 4 例，治愈率为 52.08%，总有效率为 91.66%。不良反应：观察的 83 例中，有 2 例服药 2 天后有轻度胃脘部隐痛不适，停药后症状消失，此后改为餐后服用，未再出现不适；其余病例均未发现任何不良反应或毒副作用。

【按语】

痔宁汤中全蝎、赤芍、龙葵有化瘀散结、通络解毒的作用；槐角凉血燥湿，治五痔肿痛，具有较强的止血功能；黄芩、黄连、黄柏清热解毒；地榆凉血止血，适用于实热内蕴的痔出血，不论便前、便后的出血均可应用；川芎、当归、生地、白芍为四物汤，是补血基本方，加之阿胶补血强壮，扶虚益损，可助脱出之痔核回纳消失，其中当归一味，逐瘀生新，润燥滑肠，可治血虚津液不足之便秘；甘草生用泻火。诸药协同作用，对Ⅰ期、Ⅱ期内痔有满意的治疗效果，亦能减轻或消除伴随症状。

临床观察表明，痔宁汤对内痔Ⅰ期、Ⅱ期有较好的疗效，对痔血症状疗效最好，起效最快；对痔核脱出症状疗效相对较差，这也是本方对Ⅰ期内痔疗效较好，对Ⅱ期内痔疗效相对较差的原因，所以本药最适合用于Ⅰ期内痔和Ⅱ期内痔以出血为主要症状者。对以痔核脱出为主要症状的Ⅱ期内痔，本药虽然也有一定的疗效，但难显其理想效果，提示医者可以采用其他疗效相对较好的方法治疗。

归脾汤

【方源】

宋·严用和《严氏济生方》。

【组成】

党参15g，黄芪15g，白术10g，当归12g，茯苓15g，炙远志5g，酸枣仁18g，龙眼肉10g，木香5g，枳壳10g，槐花15g，地榆10g，升麻5g，甘草5g，大枣5枚。水煎服。

【功效】

益气健脾，养血安神。

【验案】

罗某，女，50岁，教师，1988年5月30日初诊。自诉患痔疾间断便血已数年，未曾治疗，因有心脏病、心律不齐病史，此次来诊准备做超声心电图检查，路途因劳累、受凉、饮食失调，昨起便血又作，色鲜红，量中等，呈滴血，伴便时痔核脱出，肛门灼热，口苦不渴，食少腹胀，腹痛，时欲蹲厕，大便量少、质溏，头晕乏力，心悸失眠，舌淡嫩，苔黄腻，脉

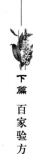

细无力。证属心脾两虚兼肠胃气滞，肛门湿热。治宜益气健脾摄血，补血养心安神，佐理气清热。药用归脾汤加味治疗。上药水煎，服药1次，便血即止，服完1剂，诉当晚心悸失眠亦有好转。次日饮食增加，服药2剂后腹痛消失，大便正常，便血一直未作。为防备下次便血再发，索方欣喜而归。

【按语】

中药内服治疗内痔便血具有简便、安全、无痛苦等优点，害怕或暂无条件进行其他疗法的患者多乐意接受，且能整体辨证施治。尤适宜于年老体弱及兼有其他慢性或严重疾病的患者，只要辨证准确，用药得当，往往能获良效，因此已日益得到重视。

内痔便血的病机多为虚实夹杂，如实热型虽为实证，但因便血能导致阴血的丢失，故患者不同程度地存在着虚的一面，心脾两虚型和中气下陷型虽属虚证，但因内痔的局部特点是气血的瘀结及湿热风燥等邪气的郁滞而存在着实的地方。所以在治疗时，对实热型虽以祛邪为主，但不能一味攻伐，滥用寒凉，而应注意适当地补虚、养胃以扶正。对心脾两虚型和中气下陷型则应参照内痔的局部特点，在补益升提的同时，佐以清热利湿，理气和血，所谓虚实兼顾，标本同治，方能提高疗效。上方中以党参、黄芪、白术、甘草补气健脾；当归、龙眼肉补血养心；酸枣仁、茯苓、远志宁心安神；更以木香、枳壳理气醒脾，以防补益气血药腻滞碍胃；升麻补气升提；槐花、地榆宽肠止血；大枣调和脾胃。组合成方，心脾兼顾，气血双补。

内服中药治疗内痔便血，只能解决当时的出血、痔核回复等症状，对消除痔核方面作用不大，故便血难免复发，对于比较严重的大出血，内服药恐力所不及，且有缓不济急之嫌，有待进一步研究。

治疗以疼痛为主的方药

大黄牡丹汤

【方源】

汉·张仲景《金匮要略》。

【组成】

大黄 10g（后下），丹皮 10g，桃仁 10g，冬瓜仁 20g，芒硝 10g（冲服），赤芍 15g，白芷 15g，皂角刺 10g。水煎服。

【功效】

泻热破瘀，凉血散结，消肿止痛。

【验案】

何某，男，25 岁，干部，1988 年 9 月 15 日初诊。患便秘 3 年余，近日来肛周有异物感，烧灼样疼痛，行走艰难，脉弦涩。肛查：肛门缘皮下截石位 3、9 点处，有约 0.8cm×0.4cm 的紫暗色痔核，稍硬，压痛明显。诊为湿热蕴结、气血凝滞之血栓性外痔。拟泻热破瘀、凉血散结消肿之法，予大黄牡丹汤加味。服上方 3 剂后患者疼痛减轻，6 剂后痔核消散。

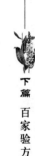

【按语】

　　大黄牡丹汤出自汉·张仲景《金匮要略》一书，原方由大黄、牡丹皮、桃仁、冬瓜子、芒硝5味药组成，具有泻热破瘀、散结消肿之功，是治疗肠痈初起之有效方。本案例中，医者据其功效，加减化裁运用于痔科，治疗血栓性外痔，获得良效。血栓性外痔主要见症：疼痛，坠胀，有异物感。其痛乃湿热聚阻，气机不畅，通降失常，"不通则痛"；坠胀、异物感乃痔核形成所致。用经方大黄牡丹汤加减以泻热解毒，凉血化瘀消肿。处方中大黄清热解毒，祛瘀通便；丹皮凉血散瘀；芒硝助大黄清热解毒，泻下通便；桃仁、丹皮活血化瘀；冬瓜仁排脓散结；益用白芷、赤芍、皂角刺以增凉血散结止痛之功。药证相投，取效神速。

麻杏石甘汤合止痛如神汤

【方源】

　　麻杏石甘汤源自汉·张仲景《伤寒论》；止痛如神汤源自明·申斗垣《外科启玄》。

【组成】

　　麻黄5g，杏仁10g，生石膏30g，皂角刺20g，苍术10g，秦艽10g，焦黄柏10g，当归尾15g，防风10g，泽泻10g，槟榔15g，熟大黄5g，甲珠5g（兑服），红花5g，蒲公英15g，延胡索15g。水煎服。

【功效】

　　降气通腑，清热利湿，活血化瘀，消肿止痛。

【验案】

患者，男，32 岁。因肛缘有物突起，肿胀疼痛 2 天来诊，伴大便质干难解，2 天 1 次，小便短黄，胃纳、睡眠差，舌边尖红，苔黄腻，脉弦。肛检所见肛缘 11 ~ 1 点、3 ~ 4 点位外痔红肿，各约 1.8cm × 1.8cm、1.5cm × 1.5cm，痛不可触。诊断为炎性外痔。中医辨证属大肠湿热、气滞血瘀。用麻杏石甘汤合止痛如神汤加味进行治疗，处以上方。每天 1 剂，服用 2 剂后肿消痛止。

【按语】

炎性外痔发病急，疼痛剧烈，甚至活动受限，影响患者的生活和工作。其发生多与饮酒、过食辛辣香燥之物和便秘等因素有关。根据中医"肺与大肠相表里"、"六腑以通为用"的理论，选用麻杏石甘汤合止痛如神汤加味，方用麻黄，取其能宣肺而泻邪热，是"火郁发之"之义。但其性温，故配伍辛甘大寒之石膏，而且用量倍于麻黄，使宣肺而不助热，清肺而不留邪，肺气肃降有权，是相制为用。杏仁降肺气，助麻黄、石膏清肺热。其治肺热而用麻黄配石膏，是深得配伍变通灵活之妙，所以清泻肺热，疗效可靠。熟大黄泻火解毒，活血行瘀；黄柏清热燥湿，泻热通便；皂角刺、蒲公英、甲珠清热消肿；当归尾、秦艽养血祛风；苍术、防风、泽泻、槟榔祛风利湿，降气止痛；红花、延胡索祛瘀止痛。诸药合用，上宣降肺气，下通腑气，上下配合，共奏降气通腑、清热利湿、活血化瘀、消肿止痛之功，短时间内可达到明显的止痛效果。

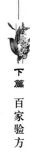

下篇 百家验方

凉血止痛汤

【方源】

《凉血止痛汤治疗炎性内外痔 83 例》〔宗光祥. 实用医学进修杂志，1995，23（3）：176〕。

【组成】

丹皮 12g，赤芍 15g，当归尾 12g，槐角 15g，赤小豆 30g，乳香 10g，没药 10g，金银花 30g，连翘 15g，甘草 10g。水煎服。此外，嘱病人用 5% 的温盐水坐浴。

根据临床症状辨证加减。湿热型：肛门痔肿胀疼痛明显或有水肿，湿偏重者加苍术 12g，黄柏 10g，土茯苓 30g；热偏重者加大黄 6g，栀子 12g。燥热型：痔疼痛，伴有肛裂、便血者加天花粉 12g，生地 15g，地榆 15g，火麻仁 30g。热毒型：痔肿痛连及肛旁肿痛较甚者，加蒲公英 30g，地丁 20g，穿山甲 10g，皂角刺 15g。血瘀型：痔肿痛有瘀血块者加红花 10g，桃仁 10g，芒硝 12g。体虚型：痔疼痛较轻，伴有肛门坠胀感，痔核脱出者加党参 30g，黄芪 30g，升麻 12g。

【功效】

清热凉血，消肿止痛。

【验案】

患者，男，52 岁。患痔反复发作 10 年余。近 3 天出现痔核脱出，肛门肿胀疼痛，大便干，排便时带血，量不多，色鲜红，舌红，苔黄，脉弦缓。肛门检查：截石位 7～11 点内痔脱垂，嵌顿不能回纳，痔核呈暗红色，部分糜烂，肛缘皮肤水肿，痔肿大如鸡蛋。诊断：内痔嵌顿，外痔水肿。方药：丹皮

12g，赤芍 15g，当归尾 12g，槐角 15g，赤小豆 30g，乳香 10g，没药 10g，黄连 8g，大黄 6g，金银花 30g，连翘 15g，蒲公英 30g，升麻 12g，甘草 10g。水煎服，每日 1 剂。另用 5% 的温盐水坐浴。服药 3 剂，肛门疼痛减轻。6 剂后肛缘皮肤水肿明显消退，内痔回纳复位。继服 3 剂，肛门疼痛消失，水肿消除。

【按语】

炎性内外痔的病人过去多有痔史。常反复发作，其复发原因多是饮酒、食辛辣等热性食品，或便秘，久坐久行等因素引起。也有情志因素或脏腑功能失调而引起的。临床症状以肛门肿胀、疼痛、出血为主。中医认为多是湿热下注大肠、肛门，气血受阻，纵横瘀滞所致。治疗上以清热凉血止痛为要。故医者自拟凉血止痛汤，方用丹皮、赤药、当归尾清热凉血；槐角清大肠之热；赤小豆利湿热，消肿胀；黄连、金银花、连翘、甘草清热解毒；乳香、没药活血止痛。全方具有清热、凉血、止痛之作用，使血凉、热清、毒解、肿消、血止，从而达到愈疾的目的。

龙胆泻肝汤

【方源】

宋·太平惠民和剂局《太平惠民和剂局方》。

【组成】

龙胆草 12g，泽泻 12g，黄芩 9g，栀子 9g，生地 9g，木通 6g，车前子 6g，柴胡 6g，大黄 6g，甘草 6g，丹皮 10g，当归 10g，五味子 3g。水煎服。

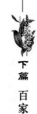

【功效】

清热利湿，消肿止痛。

【验案】

宋某，男，35岁。肛门部肿物疼痛5天，伴肛门坠胀，痒热灼痛，坐卧不安，排便时加甚。口苦，苔黄腻，脉滑数。肛门检查：可见肛门部右侧皮赘红肿充血，皮肤纹理变浅，触痛明显，潮湿并有少量分泌物。证属湿热下注蕴结魄门，治以清热利湿消肿。处以上方，每日1剂。药渣熏洗，先用7剂，水肿明显减轻，继用4剂，水肿、疼痛消失。

【按语】

现代医学认为炎性外痔的形成是由于炎症感染及内外括约肌痉挛，静脉回流受阻，组织渗出液增多，皮肤张力增高，产生局部水肿，疼痛性包块。《杂病广要》云："凡痔者，因酒炙煿，蓄热伤血，恶血积聚于下焦，不得疏通，于是下坠而为痔。"《外科正宗》云："酒色过度，肠胃受伤，以致浊气瘀血流注肛门，俱有发痔。"中医、西医都有共同点，即与血流受阻有关，故在清热利湿的龙胆泻肝汤的基础上加丹皮、大黄等活血化瘀排毒之品，以舒通血脉，增强微循环，依法治疗，疗效明显。处方中龙胆草、黄芩、栀子清肝泻火；泽泻、木通、车前子清肝经湿热；当归、生地养血和肝；柴胡疏肝胆之气；丹皮、大黄清热凉血活血；五味子益气生津；甘草调和诸药。全方共奏清热利湿、消肿止痛之功。

活血消肿止痛汤

【方源】

《活血消肿止痛汤治疗炎性外痔 316 例》［生昌伦．浙江中医杂志，1994，(7)：307］。

【组成】

赤小豆 30g，泽泻 9g，木通 9g，白芷 9g，乳香 9g，没药 9g，牛膝 9g，丹皮 9g，川芎 3g。水煎服。

辨证加减：燥火型多见便干或秘，苔黄燥，脉洪实或细数，酌加麦冬、玄参、胡麻仁、全瓜蒌、天花粉之类，实热重者可加大黄；湿热型多见舌苔黄腻，脉濡数，酌加滑石、葛花，或三妙丸之类；若化燥伤阴，宜加麦冬、麻仁、瓜蒌之类；瘀血型舌质偏暗，苔黄或燥，脉数，酌加芒硝、桃仁、三棱、莪术之类；热毒型伴有恶寒发热，苔黄厚，脉实数，宜加重清热解毒药的剂量，或合五味消毒饮、黄连解毒汤；虚寒型苔白或滑，脉沉迟或沉缓，酌加苍白术、厚朴、藿香、茯苓、扁豆之类；因注射消痔液或肛门手术后引起者，以活血消肿止痛汤为主，若创口感染出现热毒型症状者，可按该型论治。

【功效】

活血化瘀，消肿止痛。

【验案】

从 1988 年 2 月至 1993 年 11 月，医者用自拟的活血消肿止痛汤治疗炎性外痔 316 例，均有明显的局部水肿、疼痛及血液循环障碍。所有患者均给予活血消肿止痛汤水煎内服，经服药 3～11 剂，298 例临床治愈（水肿、疼痛全部消失），18 例好转（水肿、疼痛基本消失），总有效率为100%。

【按语】

活血消肿止痛汤以功效命名，其组成药物的作用可分为三大类：一是活血药丹皮、牛膝、川芎，二是消肿药赤小豆、泽泻、木通，三是止痛药乳香、没药、白芷。活血药能改善局部血液循环，疏通瘀滞；消肿药能促进局部炎肿吸收；止痛药能缓解疼痛。诸药协同，共奏良效。综观治疗效果，以燥火型、湿热型为最好，热毒型、虚寒型次之。瘀血型则随血栓大小而疗效不同，血栓较小的易治，较大的仅获好转，共治18例，无一例外。

三蛭痔痛消

【方源】

《三蛭痔痛消治疗痔急性肿痛126例》［陈金泉．新中医，2004，36（7）：65－66］。

【组成】

三七粉（冲服）3g，水蛭粉胶囊（以本方药液送服）1g，白芍20g，延胡索20g，益母草30g，蒲公英30g，酒大黄8g，桃仁10g，甘草10g。水煎服。

【功效】

化瘀止痛，解毒消肿。

【验案】

入选病例均为血栓性外痔、炎性外痔或嵌顿性内痔急性发作5天以内的门诊患者。排除因注射、手术感染或伴有肛周脓肿所致的痔患者。126例中，男77例，女49例；年龄35.3±12.2岁；其中血栓性外痔66例，炎性外痔43例，嵌顿性内痔17例；痔肿痛发作时间平均2.7天。以自拟三蛭痔痛消治疗。每天1剂，水煎2次，早、晚各服1次。辨证加减：湿热甚，肛门红肿明显者加金银花、黄柏；气虚乏力或中气下陷，内痔嵌顿脱出不收者加党参、黄芪、升麻；血虚头晕、面色苍白者加当归、熟地黄、何首乌。有出、凝血功能障碍者或孕妇忌用本方。每次便后均以痔舒息洗剂（含黄柏、杨树须、两面针等中草药）坐浴，外搽马应龙痔膏，每次约5g，涂于痔表面。以上治疗5天为1个疗程，共2个疗程。治疗期间停用其他药物。

结果：痊愈（痔肿痛消失，血栓基本吸收，嵌顿内痔回纳肛内）97例，占76.98%；显效（痔肿痛明显减轻，血栓大部分吸收，内痔嵌顿基本回纳肛内）16例，占12.70%；有效（痔肿痛减轻，血栓轻度吸收，痔嵌顿部分回纳肛内）9例，占7.14%；无效（治疗前后无变化）4例，占3.17%。总有效率96.83%。

【按语】

血栓性外痔、炎性外痔、内痔嵌顿等均为肛肠科急症。根据临床所见，即使炎性外痔或内痔绞榨嵌顿，其痔内组织也多有血栓形成现象，且病变时间越长，血栓越明显。中医认为血栓性外痔、炎性外痔、内痔嵌顿三病虽异，但发病后症状及病理、病机基本相同：即痔突然肿痛，痔内血栓形成，气滞血瘀，血不循经，溢于脉外；或内痔嵌顿绞窄，痔核染毒，水血裹滞，聚而为肿，终致瘀则不通，不通则痛。治宜异病同治，

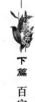

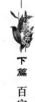下篇 百家验方

107

重在活血祛瘀，消肿止痛。三蛭痔痛消方中三七、延胡索活血散瘀，更善于止痛；水蛭通脉逐瘀，消除蓄血；当归、益母草、桃仁活血化瘀；蒲公英清热解毒；制大黄行瘀消积，推陈致新，缓泻通便；白芍、甘草缓急止痛，消除肛门括约肌痉挛。本文作者认为水蛭为活血祛瘀、宣窍利水、化痰良药，并认为水蛭为蛋白质，小有补益，非桃仁、红花所能比拟。全方融破血通脉、和血活血于一体，清热解毒、消肿止痛于一方，全方共奏化瘀止痛、解毒消肿之功。

现代药理研究认为：三七抗炎镇痛，对多种动物急、慢性炎症模型有明显的抑制作用；水蛭能对纤维蛋白产生较强的纤溶作用；延胡索、桃仁、当归、益母草等具有降低血液黏度、对抗血栓形成、疏通微循环等作用，从而促进痔核血行，消除瘀滞；延胡索有良好的镇痛作用；蒲公英抗菌消炎；大黄抗感染，对炎症早期渗出、水肿期和炎症后期的结缔组织增生均有明显的抑制作用；白芍中的芍药甙元酮有肌肉松弛作用，对动物炎症水肿型有显著的抑制作用。经临床观察表明，三蛭痔痛消治疗血栓外痔、炎性外痔、内痔嵌顿肿痛能取得良好的消肿止痛、促进血栓吸收的效果，疗效优于西药对照组。

祛瘀止痛方

【方源】

《活血祛瘀法治疗痔 72 例疗效观察》［朱晓秋．中医中药，2007，4（34）：53］。

【组成】

红花 15g，桃仁 20g，秦艽 15g，延胡索 15g，乳香 15g，

没药 15g，牛膝 10g，赤芍 15g，丹皮 10g，木通 15g，泽泻 15g，白芷 15g，皂荚 10g，制大黄 10g。水煎服。

【功效】

清热燥湿，活血化瘀，消肿止痛。

【验案】

共治疗 72 例痔患者，所有患者均以疼痛为主要临床表现。采用祛瘀止痛方治疗，属燥热者加麦冬、玄参、瓜蒌仁、火麻仁；伴便血者去红花、桃仁、赤芍，加地榆、仙鹤草；属湿热者加滑石、黄柏、薏苡仁；瘀血甚者加三棱、莪术；热毒明显者可加双花、地丁、蒲公英等。水煎取汁 200ml，口服，每日 1 剂，每日 2 次，5 天为 1 个疗程，共服 2 个疗程。观察期间停用一切药物，10 天后统计治疗结果。

结果：治愈（红肿疼痛全部消失，无便血，血栓软化吸收消失）23 例；显效（红肿疼痛消失，血栓大部分软化吸收缩小）31 例；有效（红肿疼痛基本消失，血栓部分软化吸收）16 例；无效（红肿疼痛无缓解，血栓无软化消失）2 例。总有效率 97.2%。

【按语】

祛瘀止痛方根据中医理论结合现代医学观点，用辨证与辨病相结合的方法组成。通过临床应用观察，本方对急性血栓外痔、内痔嵌顿、炎性外痔等有较好的疗效。中医认为，痔的发生多由于脏腑积热，气血瘀滞或迫血妄行，或风、湿、燥、热四气相合，乘虚而入，致肛门局部经络阻塞，血脉不行，血不循经，溢于脉外，或血流不畅，水液停滞而水肿，导致瘀血浊

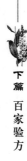

气而发病。并与饮食不节有关，平素嗜食辛辣、高粱厚味或过量饮酒，邪热内滞，灼烁阴络而形成血瘀。长期泻痢，久坐久立，经常便秘等，亦可使血气失调，经络受阻，瘀血浊气下注肛门，热毒蕴结于大肠发为本病，从而形成了热—瘀—滞于大肠而生痔的病理发展过程。临床症状主要有肛门疼痛、便血、坠胀、异物感。治疗应以清热燥湿解毒、活血化瘀、消肿止痛、凉血止血为主要治法。临床采用活血化瘀法治疗，常可收到良好的效果。

活血化瘀法是治疗肛肠疾病的主要内治法，为中医消法之一，主要适用于瘀血见症明显者，如局部肿胀、血栓等。活血化瘀药能够改善全身血液循环，促进新陈代谢，祛除瘀滞因素，使血流畅通，结滞消散，供给心血。现代医学研究还证明，活血祛瘀药能够解除血管痉挛，扩张血管，从而改善微循环的血液灌流量，还能对抗血小板的凝聚，促进血栓的溶解，使血流速度加快，使栓塞的血管再通，减少组织的水肿、出血等。同时，还有增强单核–巨噬细胞系统的吸附功能及白细胞的吞噬能力的作用，使血肿及其他坏死组织易被吞噬细胞吞噬吸收，从而促进病变的修复。临床实践还证明，活血祛瘀药有降低急性炎症时毛细血管的通透性，减少炎症渗出，改善局部血液循环，促进炎症的吸收，减轻炎症反应的作用。

方中红花、桃仁、乳香、没药、延胡索散瘀血，通结滞，具有较好的消肿止痛作用；皂刺、制大黄活血止痛，清热泻火；赤芍、丹皮既能清热凉血，又能活血祛瘀，使血凉而无留瘀之弊，血活而不妄行；牛膝活血祛瘀，引诸药下行；又取白芷消毒排脓，生肌止痛之功，以收去腐生新之效；再以泽泻、木通配秦艽，逐水渗湿消肿，通利小便，使水湿外渗，促进局部炎症的吸收。通过治疗，瘀去新生，血脉通畅，病不得生。诸药协同，相得益彰。

归芍二黄汤

【方源】

《归芍二黄汤治疗痔76例》〔李国行，陈德贤．中国医学杂志，2006，4（7）：377〕。

【组成】

当归20g，赤芍15g，黄芩12g，大黄6g，柴胡15g，栀子10g，皂角刺15g，升麻6g。水煎服。服药期间禁食辛辣之品。

加减：便血加槐角15g，地榆15g；肿痛甚加蒲公英15g，连翘10g，延胡索15g；便秘加火麻仁10g，郁李仁10g，大黄可增至10g后下；老年气虚加黄芪20g，白术30g。

【功效】

清热解毒祛湿，活血消肿止痛。

【验案】

尚某，男，37岁，2004年3月初诊。患有痔史6年，每因食辛辣之品、饮酒后发作，坐行困难，疼痛难忍，时有出血，痔核脱出，大便秘，查肛缘皱襞水肿，3、7点内痔脱出，色暗红，触痛明显，11点外痔肿胀，色暗紫，舌质红，苔薄黄，脉弦。诊为混合痔，给予医者自拟的归芍二黄汤原方加火麻仁10g、郁李仁10g治疗。水煎服，复煎共取汁600ml，分2次服，每天1剂，连服7天好转，继服7剂痊愈，2006年4月随访无复发。

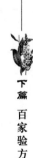

【按语】

中医学认为，痔多由平素湿热内积，过食辛辣，久坐久立，大便秘结等，导致湿热下注，壅阻脉络，气机不畅，气血湿毒瘀滞肛门所致，治疗以清热解毒祛湿、活血消肿止痛为大法。医者自拟归芍二黄汤治疗本病，其中，当归补血活血、润肠；赤芍清热凉血，活血祛瘀；黄芩、栀子清热燥湿解毒；大黄泻热毒，荡积滞，行瘀血；柴胡、升麻配合活血行瘀药提升肛周括约肌，以改善血液循环；皂角刺消肿活血；火麻仁、郁李仁润肠通便。诸药配伍，药对病因，相辅相成，具有清热解毒、凉血活血、燥湿润肠之功，故获较好的疗效。

清热化瘀汤

【方源】

《清热化瘀汤治疗炎性、血栓性外痔临床观察》〔钟峰. 河北中医，2007，29（1）：71〕。

【组成】

败酱草20g，蒲公英15g，夏枯草15g，赤芍药15g，丹参20g，三棱10g，当归15g，黄芪20g，枳壳10g，甘草6g。水煎服。

【功效】

清热散瘀，理气止痛。

【验案】

共治疗60例患者，其中男28例，女32例；年龄14~61岁；病程1~3日；曾自用药物治疗者27例，未治疗者33例。所有患者均符合国家中医管理局1995年发布的《中医病证诊断疗效标准》制定的炎性、血栓性外痔的诊断标准。均予医者自拟的清热化瘀汤，每日 1 剂，水煎取汁 300ml，分 2 次服。12 日为 1 个疗程，1 个疗程后统计疗效。治疗结果：治愈（症状消失，痔消失）54 例，占 90%；好转（症状改善，痔核缩小）6 例，占 10%；无效（症状及体征均无变化）0 例。总有效率达到 100%。

【按语】

炎性、血栓性外痔以肛门疼痛为主要症状，外观肛缘皮肤损伤或感染，呈红肿或肛缘皮下突发青紫色肿块，局部皮肤水肿。炎性、血栓性外痔系因湿热下注于肛门，以致肠道气机不利，经络阻滞，浊气瘀血阻滞而成。清热化瘀汤中败酱草、夏枯草、蒲公英清热解毒；三棱、丹参、当归活血散瘀；赤芍药清热散瘀；黄芪扶正；枳壳引经理气；甘草清热，调和诸药。临床观察表明，清热化瘀汤治疗炎性、血栓性外痔，能迅速有效地减轻肛门疼痛，并使痔核快速消失而不伤正气，疗效较好。

血府逐瘀汤合失笑散

【方源】

血府逐瘀汤源自清·王清任《医林改错》；失笑散源自宋·太平惠民和剂局《太平惠民和剂局方》。

【组成】

当归 9g，生地 15g，桃仁 10g，红花 10g，赤芍 10g，丹参 15g，甘草 5g，枳壳 10g，川芎 10g，牛膝 15g，五灵脂 10g（包煎），蒲黄 10g（包煎）。水煎服。

【功效】

活血祛瘀，行气散结止痛。

【验案】

共治疗患者125例，其中男92例，女33例；年龄18～62岁，平均31.2岁；病程2～7天。均给予血府逐瘀汤合失笑散加减治疗。每日1剂，加水1000ml煎成300ml，分早、晚2次服，5剂为1个疗程。结果：痊愈（自觉症状消失，血栓消散）114例，占91.2%；好转（自觉症状减轻，血栓缩小）9例，占7.2%；无效（症状、体征无好转或加重，甚至需手术治疗）2例，占1.6%。

【按语】

血栓性外痔多因便秘、排便用力过猛，或肛门静脉丛炎症、痔静脉破裂、血液凝结形成血栓而致。中医称之为"痔"，究其病因病机，历代医书认为或因血热内燥，或因便时努挣，或因用力负重等，以致血络破裂，瘀血栓塞而成。《素问·生气通天论》曰："筋脉横解，肠澼为痔。"又如《内经知要》曰："脉入肛，故为痔"，"痔乃筋脉。"又如《外科正宗》认为："夫痔者……或因久坐而血脉不行，又因七情而过伤生冷，以及担轻负重，竭力而行，气血纵横，经络交错……浊气瘀血，流注肛门"，"气血浸入大肠，致谷道无路，结积成痔。"又如《丹溪心法》说："痔者……气血下坠结聚肛门，宿滞不散而冲突为痔也。"还有《普济方》曰："盖热伤则血伤，血伤则经滞，经滞则气不周行，气与血俱滞，乘虚而坠入大肠，此其所以为痔也。"医者依据痔病气滞血瘀的理论，以理气活血为法，方取《医林改错》之血府逐瘀汤合《太平惠民和剂局方》之失笑散加减治疗。

方中以当归、桃仁、红花活血祛瘀为主药，川芎、赤芍加强逐瘀之功，牛膝祛瘀血、通血脉，丹参养血活血，生地凉血清热，合当归又能养阴润燥，使祛瘀而不伤阴血，枳壳理气，使气行血行。更合以失笑散，其五灵脂能通利血脉而散瘀血，治瘀血疼痛，蒲黄有活血止痛的作用，两者配伍，活血散结、祛瘀止痛的作用增强。纵观全方，具有活血祛瘀、行气散结止痛之效。现代药物研究亦证明，桃仁、红花、赤芍、川芎、丹参、五灵脂、蒲黄有不同程度的扩张血管作用，能增加血流量和降低血管阻力，抑制血栓形成而利于"活血"，并能促进吞噬细胞的吞噬功能，增强纤溶活性，利于对包块的吞噬消化，最后能够完全吸收血肿而使包块消除。此外，五灵脂、蒲黄、赤芍、川芎还有程度不同的镇静作用。本研究结果显示，血府逐瘀汤合失笑散加减治疗血栓性外痔确有较好的疗效。

二黄附辛当归汤

【方源】

《二黄附辛当归汤治疗痔》〔牛忻群．成都中医药大学学报，1991，2：26〕。

【组成】

大黄15g，附子3g，细辛3g，当归10g，黄芩10g。水煎服。

【功效】

清热燥湿，调气和血。

【验案】

李某，男，54岁，农民，1989年2月20日初诊。自述患痔多年，时轻时重，每因劳累过度而诱发。曾多次治疗效果不显。近日因春耕过于忙碌，以致肛门周围红肿，疼痛难忍。行

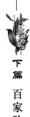

下篇 百家验方

走不便，大便不畅，表面常有鲜红血液。伴有小便短赤，口苦口腻，舌红，苔黄腻，脉滑数。证属湿热下注，气血不畅，内蕴大肠。治以二黄附辛当归汤调气血、清湿热。上药服 3 剂后，泻软便 3 次，便血减少，疼痛减轻，继服 3 剂而愈。之后复发，又用本方治愈。

【按语】

本方的特点在于寒热并用。方中重用大黄，直降下行，清热泻火，活血化瘀，配伍黄芩清热泻火，燥湿解毒，以达到去腐生新、清热消肿之目的。方中附子、细辛为辛热或辛温之剂，与热积湿聚、血热相搏之痔病机似相违背。然而，本方取此二味辛能散结之用，使之与大黄、黄芩之苦寒清热相伍，意在增强其宣散郁热结滞之力。因其用量较轻（附子、细辛用量均未超出 3g），故无燥热助邪之虞。非但如此，还因其辛热，尚可兼制二黄苦寒伤阳及寒凉太过而阻遏邪气之弊端。此方配伍与一般治痔之法不同，但疗效尚可，值得参考。

治疗以脱出为主的方药

补中益气汤

【方源】

金·李东垣《脾胃论》。

【组成】

生黄芪 30g，白术 12g，当归 10g，枳壳 10g，五味子 10g，

乌梅 10g，补骨脂 10g，党参 15g，升麻 6g，五倍子 6g。水煎服。

【功效】

补中益气，升阳举陷，补肾固脱。

【验案】

胥某，男，62 岁，1992 年 1 月 2 日就诊。患者大便后痔核脱出已 5 年。近年来逐渐加重，严重时咳嗽、喷嚏均能脱出，需用手推回，纳差，精神萎靡，二便如常，面色无华，舌质淡，脉弱无力。中医辨证系脾肾两虚，气虚下陷。治以补中益气，升阳举陷，补肾固脱。用补中益气汤加减治疗。每日 1 剂，连续治疗 2 个疗程后，症状全部消失。继续治疗 1 个疗程以巩固疗效，半年后随访无复发。

【按语】

《丹溪心法》指出："痔者皆因脏腑本虚……以致气血下坠，结聚肛门，瘀滞不散而冲突为痔。"《医宗金鉴》亦曰："有久泻久痢而生痔者。"可见，痔多由中气下陷，湿浊流注，气血与湿浊搏击于肛门、直肠冲突而为痔。目前，肛肠学界认为，治疗痔病的目的在于减轻、消除主要症状，而非根治，解除痔的症状较改变痔的大小更有意义，应视其为治疗效果的标准。中医认为，内痔脱出，多由脾气虚弱，中气不足，收摄无权，而致肛门下坠，痔脱出不纳。本方是根据"劳者温之，下者举之"的原则而立。中医辨证多属脾肾两虚，气虚下陷。针对本病标与本的关系，以健脾补肾治本为主，佐以治标，标本兼顾，方中黄芪补中益气，升阳举陷；党参、白术、枳壳益

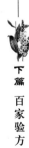

气健脾，助黄芪补中益气；当归养血和营；升麻引阳明清气上行；补骨脂、五味子滋补肾阳；五倍子、乌梅涩肠固脱。诸药合用，共奏补中益气，升阳举陷，补肾固脱之功。本病病程长，迁延难愈，所以对临床显效者，主张继服数剂，以资巩固疗效。

槐米汤

【方源】

《自拟槐米汤治疗内痔 156 例》［熊金文. 湖南中医药导报，1996，2（5）：27 –28］。

【组成】

槐米 15g，黄柏 15g，黄芪 30g，白茅根 30g，生大黄 3 ~ 5g（后下），桔梗 10g，连翘 10g，射干 10g，石斛 10g，广木香 10g，生地黄 12g，地榆炭 15g，荆芥炭 10g，乌梅 15g，当归 10g，生甘草 5g，牡丹皮 10g。水煎服。

【功效】

清肠消痔，凉血止血。

【验案】

龙某，男，47 岁，古土县国营高望界林场干部，1988 年 9 月 17 日初诊。患者经常便血，肛门脱一物 7 年，加剧 15 天。自述 15 天来每当解大便时肛门有肿物脱出，不能自行还纳，需要手托按摩，或卧床休息后才能回纳，便中夹有鲜红血液。伴少腹痛，便溏，舌淡红，苔厚黄腻，脉弦缓。体格检查：一般情况好，心肺无异常，心率 72 次/分，血压 15/11kPa。肛门指诊：食指入肛内有疼痛感，直肠下段及肛管松弛，无结节性肿物，指套上有少量鲜红血迹，无脓性分泌物。肛门直肠镜检查：3～5点、7～9点、11点位置齿线上见黏膜呈半球状隆起，直径分别为1mm、1.5mm、2mm，痔核表面有溃疡面，渗血，色紫暗，质软，有触痛感。诊断：Ⅲ期内痔；中度脱肛。四诊辨证分析，此证为阳明湿热，气虚血瘀。治法：祛湿益气，佐以清热凉血。予自拟槐米汤基本方去白茅根、荆芥炭，地榆炭改为生地榆，加薏苡仁20g，黄连10g，葛根15g，升麻6g，厚朴6g。经过18天的住院治疗，大便通畅，肛门收缩正常，指检无血迹，痊愈出院。3年后回访，诸症未复发。

【按语】

内痔的形成，西医认为主要是由于直肠静脉丛较薄弱，失去正常的弹性，直肠静脉丛扩张则生成内痔。中医学认为，主要由于饮食不节，燥热内生，下迫大肠，或久坐，或负重，或远行等，致血行不畅，血液瘀积，热与血相搏，则气血纵横，筋脉交错，结滞不散而成。本方由16味中药组成为基本方，临床治疗按病情的缓急轻重随证加减运用。槐米味苦性寒，与槐花功能相似，长于凉血止血，通便；黄柏、生地黄、牡丹皮均性味苦寒，入血分，清热凉血；白茅根甘寒，凉血止血尤佳；黄芪、石斛味甘，二味配伍，取其益气养阴，防寒凉之性过重；生大黄苦寒，有通下、活血消瘀之功效；射干、连翘二味药配用，乃治疮疡之毒最佳配伍，尤善解毒消肿；木香、桔梗呈上至下，和气止痛，破滞导壅；乌梅味酸，长于收敛止血；地榆炭、荆芥炭合用加强止血之功效；当归活血化瘀，与黄芪共有补益气血之功。全方有清肠热、凉血止血、消痔之功

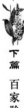

效。临床治疗观察，本方无副作用，患者易于接受。

大黄牡丹汤

【方源】

汉·张仲景《金匮要略》。

【组成】

生大黄 30g，牡丹皮 15g，桃仁 10g，冬瓜仁 30g，芒硝 9g，蒲公英 30g，红花 10g，地榆 12g，枳实 15g。水煎服。

【功效】

清热利湿，活血化瘀，消肿止痛。

【验案】

张某，男性，38 岁，农民，1987 年 6 月 15 日初诊。素患内痔，偶尔大便带血 1 次，近因麦收劳累，摄食厚味太过，昨晚痔核脱出不能还纳，痛苦呻吟，活动受限。今晨来院就诊时，已发病 15 小时，收入住院保守治疗。查：环状内痔脱出，痔核水肿，触痛明显。诊为急性嵌顿性内痔（I 型），给予大黄牡丹汤加减治疗。将生大黄与其他中药同煎沸 20 分钟，倒出头煎药液再煎 1 次。2 次煎出液合并约 500ml，分 2 次口服。每日 1 剂。另用熏洗方：大黄 30g，川椒 15g，加水 2000ml 煎沸 5 分钟，熏洗肛门并坐浴，早、晚各 1 次。用药后 7 小时觉小腹轻微痛，解大便 1 次，先干后溏、量多，便后腹痛自行缓解，肛门疼痛骤减，24 小时内排出稀溏大便 5 次，嵌顿痔复位，治愈出院。

【按语】

急性嵌顿性内痔的临床诊治必须辨病与辨证相结合。中医学认为，本病的发生多因肠道湿热蕴蒸，气滞血瘀，热盛熏灼所致。嵌顿性内痔的主要症状是疼痛，根据"六腑以通为用"、"不通则痛"的理论，"通法"为治疗嵌顿性内痔的基本原则。在具体应用时根据临床病情辨证施治。选用攻下作用较强而对人体正气不至过于克伐的大黄牡丹汤加味治疗。

方中大黄气味俱厚，走而不守，荡涤积聚，刺激大肠增强蠕动，促进排粪，以改善直肠部血液循环及降低毛细血管通透性；芒硝软坚散结，可助大黄泻下；桃仁、牡丹皮、红花、地榆破血祛瘀，凉血散血，可加强大黄活血化瘀的功效，有效防治血栓形成；冬瓜仁、蒲公英清肠中湿热以消肿毒，枳实破气导滞，调气以活血。为加强局部治疗作用，配合熏洗方，方中大黄外用可治疗热毒疮疡及瘀血，川椒有局部麻醉作用，止痛效果较好。内外合治，清热解毒，泻热破瘀，理气开郁，散结消肿。

大黄牡丹汤加味治疗嵌顿性内痔，临床验证，在发病后应用越早疗效越好。发病后 24 小时内服用效果最为优良，并且服药后排粪次数越多，嵌顿痔复位越快。使用本方具有复位快、无痛苦、疗程短等优点，是治疗嵌顿性内痔较理想的有效方药，值得推广应用。

连仙消痔汤

【方源】

《自拟连仙消痔汤治疗内痔 19 例小结》［李思芳．贵阳中医学院学报，2000，22（3）：26］。

【组成】

刺黄连 10g，仙鹤草 20g，马尾黄连 15g，小马齿苋 20g，金银花 15g，大乌泡 20g，龙胆草 5g，蒲公英 20g，陈皮 5g，小夜关门 20g。水煎服。嘱患者服药期间忌生冷、腥、酸、辣食物，忌酒。

【功效】

清热利湿，凉血止血，解毒散瘀。

【验案】

何某，男，31 岁，百兴镇政府干部，1997 年 9 月 16 日就诊。因反复大便带血，便后肛门内有物脱出 8 年，再发加重 14 天，肛门内脱出物不能自行还纳 4 天而诊。诉 14 天前因饮酒过量及过度疲劳诱发本病，大便秘结。每次大便后有新鲜血从肛门内流出，肛门胀痛，便后肛门内有物脱出，有时下蹲过久或搬运重物亦有脱出。起初还可自行还纳，4 天前大便后，脱出物不能自行还纳。伴口苦咽干，小便黄，舌红，苔黄腻，脉弦滑。肛诊见肛缘轻度水肿潮红，肛门截石位 3、11 点部齿状线上共有 3 个蚕豆至鸽蛋大小的痔核，痔核表面黏膜轻度溃疡，色紫暗，有少许渗血，经提肛后痔核不能还纳。诊断为Ⅲ期内痔。证属湿热下注。予自拟连仙消痔汤水煎服，2 日 1 剂，日服 3 次。服药 2 剂后大便通畅，便血止，疼痛减轻，痔核缩小并自行还纳，未再脱出。本方去蒲公英、金银花、马尾黄连，续服 2 剂，巩固疗效。1998 年 6 月 19 日复发，仍用本方，3 剂治愈。随访至今未复发。

【按语】

内痔是肛门齿状线上、黏膜下的直肠上静脉丛曲张所致。现代医学认为其原因是习惯性便秘。肛管直肠的慢性感染、腹内压增高、营养不良、嗜食辛辣刺激之品等，引起肛门部的静脉壁薄弱而形成本病。中医学认为，本病是因风邪湿热伤络，血不循经，下溢肛肠；湿浊与热相结下注肛肠；血液郁积，热与瘀血浊气相搏结，气血交错，脉络纵横迂曲而成。依其机理，医者立法清热燥湿，凉血止血。自拟连仙消痔汤治疗本病。

方中刺黄连为小檗科常绿灌木刺黄连的根、茎，性寒味苦，功用清热利湿、散瘀、止痛、凉血，常用于治疗赤痢。马尾黄连为毛茛科多年生草本马尾黄连的根，性寒味苦，功用清热凉血、理气、消肿，常用于治疗痔出血及肿毒等。大乌泡为蔷薇科蔓生小灌木大乌泡的全草，性凉味涩，功用清热凉血、止血，可用于治疗痢疾、脱肛等。小马齿苋为大戟科一年生草本小马齿苋的全草，性平味苦、辛，功用清热利湿、止血、杀虫、健脾，常用于治疗崩漏、痢疾段大肠下血等。上述四味药与仙鹤草共奏清热燥湿、凉血止血之功。小夜关门为豆科灌木小夜关门的全草，性微寒，味微涩，功用固脱、化瘀、摄精、健脾，民间常用于治疗脱肛。临床观察大乌泡、小夜关门对痔核脱出及脱肛有独特的疗效。再辅以金银花、蒲公英清热解毒。诸药合用，共奏清热利湿、凉血止血、解毒散瘀之功。

方中之药，药源广泛，使用方便，故本方在基层有一定的使用价值，但本方只对湿热型内痔有效，目前临床上治疗内痔的有效方法很多，如注射、激光、结扎等，若中草药治疗不理想时，可配合其他方法进行治疗。

桃红四物汤

【方源】

清·吴谦《医宗金鉴·妇科心法要诀·调经门》。

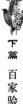

【组成】

桃仁 12g，红花 10g，当归 10g，生地 12g，川芎 12g，赤芍 12g，地榆 12g，大黄 10g，蒲公英 20g。水煎服。

【功效】

活血祛瘀，通便解毒消痔。

【验案】

方某，男，36 岁，1996 年 10 月 16 日初诊。患内痔 3 年余，此次发作已 3 日。症见：肛门肿胀，疼痛剧烈，行走不便，肛缘水肿，色紫红，触痛明显，大便困难，舌质暗红，苔黄，脉弦涩。经检查诊断为嵌顿性内痔。治以活血祛瘀，通便解毒消痔。取桃红四物汤加味方煎汤，每日 1 剂，日服 2 次。第 3 煎取汁熏洗坐浴，每日 2 次。用药 3 天，肛门疼痛肿胀消失，内痔复位。

【按语】

嵌顿性内痔，多为内痔脱出之后不能及时还纳，复因染毒，出现肛门疼痛肿胀的一种病证。其发病诱因多与便秘、泄泻、痢疾、劳累等有关，其主要症状为疼痛、肿胀。中医学认为，痛则不通，由于血液运行不畅所致。在治疗上，《素问·至真要大论》指出："疏其血气，令其通达，而致和平。"桃红四物汤首见于《医宗金鉴·妇科心法要诀·调经门》，治疗血瘀型月经衍期，今用于嵌顿性内痔，属"异病同治"。方中桃仁、红花、当归、川芎、赤芍活血化瘀，桃仁、当归又有润肠通便之效；"川芎为血中之气药"，实具通达气血之功，"气行则血行"；生地凉血养阴以养血，可使桃红四物汤活血祛瘀而不伤血；地榆为治痔之要药；大黄既可活血，又能解毒通便；蒲公英清热解毒。诸药合用，共奏活血祛瘀、通便解毒消痔之功，使其肿消痛止，"通则不痛"，嵌顿性内痔也随之痊愈。桃红四物汤加味治疗嵌顿性内痔，具有见效快、疗程短等优点，是治疗嵌顿性内痔较为理想的方药。

凉血地黄汤

【方源】

金·李东垣《脾胃论》。

【组成】

生地 15g，当归 15g，赤芍 15g，地榆炭 15g，槐角 15g，黄连 15g，天花粉 15g，生甘草 10g，升麻 10g，枳壳 10g，黄芩 10g，荆芥 10g，炙黄芪 25g，白术 20g，芒硝 10g。

以上药物除芒硝后煎外，其他味药用凉水浸渍 20 分钟，水煎 20 分钟。煎 3 遍，前 2 遍口服，第 3 遍熏洗。

【功效】

清热凉血，补气健脾，升阳举陷。

【验案】

患者，男，工人。患痔 10 余年，曾多处治疗没有痊愈。一次大便后肛门脱出 6 个痔核，患者自己多次复位失败，2 天后来诊。肛门外科检查所见：胸膝位，肛缘处有 6 个痔核脱出肛门外，痔核肿胀，呈青紫色，痔核表面糜烂，有血性黏液渗出，肛门剧痛，不能坐，行走困难，口干，便秘，便血，每次便血量 20ml 左右，小便短赤，苔黄，脉数，全身发热不适。予以凉血地黄汤加味治疗。服用第 1 剂汤药后痔核自行回纳，大便无

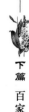

血，服用 3 剂后全身症状消失，半年后随访，未再复发。

【按语】

关于痔的治疗，《外科正宗》谓："痔治法，初起及已成，渐渐大而便涩作痛者，宜润燥及滋阴；肛门下坠，大便出血，时或疼痛坚硬者，宜清火渗湿；紫色疼痛，大便虚秘兼作痒者，宜凉血祛风，疏利湿热；肿痛坚硬，后重坠刺，便去难者，宜熏洗，内当宣利；内痔出血，登厕脱肛而难上收者，当健脾，升举中气。"根据古人的理论，结合临床症状及体征，采用《外科大成》中的凉血地黄汤加黄芪、白术、芒硝治疗内痔嵌顿水肿。方中生地、赤芍清热凉血止血，养阴生津润肠；地榆炭、槐角、荆芥凉血泻热，收敛止血；黄芩、黄连、花粉清心肺、胃肠之热；当归补血活血，逐瘀生新；升麻、升阳举陷；枳壳行气宽中除胀；甘草调和诸药。

以上原方起到清热凉血止血、升阳举陷的作用，加炙黄芪增强升阳举陷的功效。另外，痔核的脱出，是人体气虚下陷，脾气虚弱，中气不足，不能升提的表现。因此，增加补气药炙黄芪，健脾药白术。又因为痔是肠内积滞压迫肠壁影响脉络而成，因此加芒硝清泻肠中积滞，恢复脉络的正常循行，使痔核水肿缩小、消失。这种方法治疗内痔嵌顿水肿，能在 24 小时内使痔核自行回纳，在短时间内解除患者的痛苦。本疗法与手法复位、手术等其他治疗方法比较，具有简便易行、效果好、患者乐于接受的优点，值得临床推广应用。

参赭升降消痔汤

【方源】

《自拟参赭升降消痔汤治疗内痔 60 例》〔谢国良. 陕西中

医，2001，22（9）：538－539]。

【组成】

吉林参 15g，黄芪 15g，升麻 15g，代赭石 24g，枳实 10g，赤芍 10g，炮山甲 10g，蒲黄 10g，炙甘草 10g。水煎服。

【功效】

升阳缩肛，降浊通幽，散结消痔。

【验案】

伍某，男，57 岁，1998 年 7 月 10 日初诊。诉便后肛内肿物脱出、滴血，反复发作 4 年，加重 6 天，曾服"痔根断"类药无效。现症：便时肛内肿物脱出，滴血量多，色鲜红，肛门下坠迫胀，肛内肿物脱出须手托方能回纳，形体消瘦，面色少华，乏力，腹部闷胀，大便干结难解，便意频频，舌质淡红，边有齿痕，苔薄白，脉沉。肛门检查：肛门外观无异常，肛窥下可见肛门截石位 11 点部齿线上黏膜隆起如中指头大，表面有纤维化，3、5 点部齿线上黏膜隆起如小指头大，表面黏膜糜烂，有少许渗血。

诊断为Ⅲ期内痔。辨证为脾虚气陷，浊阴不降。投以补中益气汤加柏子仁、生地、肉苁蓉，水煎服。服 2 剂后诸症如故，更见肛门迫痛。三思此证虽本虚气陷，但浊阴不降，中满气逆，气血瘀阻标实，补中益气汤只升不降，参术滞中，加润肠之品，意欲通便，殊不知甘腻之品反不利浊阴下降，对气血瘀阻亦不宜，标实未解决，病必难除。遂投自拟参赭升降消痔汤 1 剂，服 2 煎后，翌日便下量多，腹胀顿减，肛门如释重负，痔血减少，痛减神爽。叠进 3 剂，大便日解 1 行，诸症大

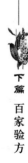

减，守方 2 个疗程，大便通畅无血，肛内肿物不脱出，其余症状亦消失。

肛门复检：肛门截石位 11 点部齿线上痔核萎缩 2/3，表面纤维亦软化，3、5 点部齿线上痔核消失，黏膜完整，病告痊愈。尔后服用补中益气丸 1 个月，嘱其练习肛门提缩功，以巩固效果。随访 1 年，未见复发。

【按语】

嗜酒厚味，辛辣生冷，情志内伤，湿热内盛，气滞血瘀，为湿热型内痔常见的病因病机。清化湿热，凉血疏络消痔，亦属治疗常法。痔证系因素体元气虚弱，劳倦所伤，脾虚气陷，清阳不升，浊阴不降，气机升降失调，气血痹阻而成，其病理特点本虚标实，清阳不升，浊阴不降，病因病机与纯实无虚不同，亦与补中益气汤证纯虚无实有别。论治法，既要补脾益气，升阳举陷以治本，又要降浊通幽，疏络消瘀以治标。如何调治气机升降是本证治疗成败之纲要。医者思《医学衷中参西录》张锡纯对宗气的理论阐述，可取其法，因而反复学习张氏创制的升陷汤、参赭镇气汤、参赭培气汤诸方的证治机理，从中触类旁通，启焕慧思，另辟蹊径，自创"参赭升降消痔汤"。方中参芪补中益气，升陷缩肛，代赭石降浊通幽，加升麻为参芪升阳助臂，兼解热瘀痔毒，增枳实为代赭石镇降推涤通幽鼓劲，又助参芪收缩脱痔，伍蒲黄、炮山甲、赤芍清瘀通络，收敛止血消痔，甘草协调诸药，共奏升阳缩肛、降浊通幽、散结消痔之功。此方切中病机，疗效确切，临床运用得当，确收药简劲宏之功，为非手术治疗内痔别树一帜，值得临床同道参考。

乙字汤

【方源】

《乙字汤治疗痔324例》〔叶玲，郑鸣霄．福建中医学院学报，2001，11（3）：19－20〕。

【组成】

大黄1g，当归6g，升麻1.5g，柴胡5g，黄芩3g，甘草2g。水煎服。

加减：内痔、混合痔出血，加地榆、槐花；混合痔、外痔发炎、嵌顿痔疼痛，乙字汤与麻杏石甘汤合用；Ⅱ～Ⅲ期内痔、混合痔脱出采用原方服用，气虚证明显者，加大升麻、柴胡的用量。

【功效】

清热解毒，止血止痛，升阳举陷，润肠通便。

【验案】

胡某，男，42岁，2000年10月11日初诊。主诉：肛内肿物脱出疼痛3天。患者3天前因大便秘结，排便努挣后肛内肿物脱出，无法还纳，疼痛剧烈，行动不便。肛检：肛缘水肿，内痔核脱出约2cm×2.5cm，色泽紫红，表面糜烂。诊断为嵌顿性内痔。治疗：手法复位固定。方用乙字汤合麻杏石甘汤服用。2天后复诊，大便转软，便后肛内肿物脱出，可自己用手法复位，疼痛明显减轻，痔核缩小，肛缘水肿消失。继服5剂后疼痛消失，痔核萎缩，便后无肿物脱出。

【按语】

乙字汤由大黄、当归、升麻、柴胡、黄芩、甘草组成，具

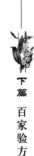

有清热解毒，止血止痛，升阳举陷，润肠通便的功效。药味少、用量轻是该方的一大特色。全方用药重量仅 18.5g，尤为称奇的是，全方仅有大黄一味为泻药，且用量为 1g，却能达到很好的通便效果。内痔、混合痔出血使用该方时，常在原方的基础上加用地榆、槐花等止血药以增强止血功效。混合痔、外痔炎症、嵌顿痔出现水肿疼痛，常由于肺热下移大肠所致，"肺与大肠相表里"，以该方与麻杏石甘汤合用，则肺热得清，大肠气机通畅，从而使炎症水肿疼痛消失。方中升麻、柴胡升阳举陷固脱，适用于气虚下降所致的内痔、混合痔脱出。气虚证明显者，可加大二药的用量以增强疗效。便秘是痔患者常见的症状和诱因，该方还有很好的润肠通便作用，常常一剂见效，而又不会出现致泻作用，可见该方组方之妙。

综上所述，乙字汤治疗痔具有独特的临床效果。乙字汤对痔病中最常见的出血、疼痛、脱出等症状均有明显的效果，能有效地解决目前内服药物治疗脾虚气陷型疗效较差的缺陷。经大量的临床病例使用，证实该方是治疗痔较为理想的方剂。

外用验方

外用熏洗方

消炎化瘀汤

【方源】

《消炎化瘀汤治疗血栓性外痔 62 例》〔印德炜．中国社区医师，2005，7（11）（综合版）：58〕。

【组成】

芒硝 50g，大黄 30g，黄柏 20g，川芎 15g，苍术 15g，红花 15g，食盐 50g。水煎外洗。

【功效】

化瘀止痛，除湿收敛。

【验案】

患者，男，35 岁。因突发肛门部剧痛、异物感 2 天来诊。

查见：截石位 3 点处肛门缘皮肤表面隆起，呈圆形暗紫色，如花生米大小，触痛明显，诊为"血栓性外痔"，给予消炎化瘀汤外洗，每日 1 剂，每日洗 2 次，每次约 10 分钟。共用 4 剂，诸证消失而告痊愈。

【按语】

血栓性外痔主因排便时用力过猛，或剧烈运动后，肛门静脉丛发炎，使痔外静脉破裂，血块凝结而成。好发于肛缘左右两侧皮下，即截石位 3、9 点处。症见：肛门部突然剧烈疼痛，肛缘明显隆起，呈暗紫色圆形或椭圆形硬节，可扪及圆形血栓。消炎化瘀汤中，大黄、黄柏、芒硝清热燥湿，泻火解毒，抗菌消炎；红花、川芎、苍术祛瘀止痛，行气燥湿；食盐、芒硝兼具消炎收敛之功。诸药合用，共奏化瘀止痛、除湿收敛之功，使炎症除、瘀血消、水湿去而病自愈矣。

栓痔灵

【方源】

《栓痔灵熏洗治疗血栓外痔 138 例》［夏美义．安徽中医学院学报，1997，16（4）：32］。

【组成】

川芎 20g，苏木 20g，当归尾 20g，赤芍 20g，蒲公英 20g，黄柏 20g，红花 30g，三棱 15g，艾叶 15g，金银花 15g，桃仁 15g。水煎，先熏洗后坐浴。

【功效】

活血化瘀，清热止痛。

【验案】

李某,男,42 岁,驾驶员。因肛缘肿物疼痛 3 日前来就诊。检查见胸膝位 5 点肛缘有一青紫色圆形肿块,约 1.5cm × 1.2cm,质硬,触痛明显,诊断为血栓性外痔。治以栓痔灵熏洗坐浴。将药物加水煎煮 35 ~ 40 分钟后,用纱布滤去渣,趁热先熏洗局部,待温后坐浴浸泡,同时自行按揉局部肿块。此法每日 2 ~ 3 次,每次熏洗坐浴 25 ~ 30 分钟,于大便后及睡前尤为适宜。4 天后复诊,患者肛门疼痛完全消失,检查见其血栓性外痔清散。

【按语】

中医学认为,血栓性外痔系湿热下注魄门,气血瘀滞,血脉不通所致,治当活血化瘀,清热燥湿。用活血化瘀类药配伍清热燥湿类药煎剂熏洗治疗血栓性外痔,可以疏通血脉,使瘀血者化,滞血者行,肿块渐除。方中用苏木、当归尾、红花、赤芍活血化瘀;川芎为"血中之气药",气行则血行,以助活血之功;三棱破血消结;艾叶通络止痛;桃仁活血祛瘀,润肠通便;金银花、蒲公英、黄柏清热解毒燥湿。诸药相配,达到瘀血消散,疼痛消除的治疗效果。采用中药煎剂熏洗,药物直达病所,可使早期血栓性外痔消散,免除手术摘除之痛苦。

消肿止痛洗剂

【方源】

《消肿止痛洗剂熏洗治疗炎性外痔 120 例》〔邱光明. 中医外治杂志,2008,(1):23〕。

【组成】

荆芥 10g，槐花 15g，苦参 15g，延胡索 15g，白矾 20g（冲），芒硝 20g（冲），五倍子 15g（打碎），大黄 20g，红花 10g，黄柏 20g。水煎熏洗。

【功效】

清热解毒，消肿止痛。

【验案】

朱某，男，35 岁。因肛门异物突起、疼痛 4 天前来就诊。肛检膝胸位（KC 位）：见肛缘外痔皮赘环状隆起，充血水肿，皮赘发亮，并见 11 点位内痔脱出嵌顿，紫褐色，有渗液。给予消肿止痛洗剂。上药加水 3200ml，武火煎沸后改文火煎 15 分钟。熏洗 1 周后复诊，患者自述用药 3 天后肿胀和疼痛明显好转，1 周后肿胀、疼痛消失，内痔回纳，大便通畅，便后无异物突出，无便血。

【按语】

炎性外痔是由于外痔皮肤组织下淋巴液、血液回流障碍致水肿、血栓形成等，压迫肛周神经导致疼痛，进而使肛门括约肌痉挛，水肿进一步加重，疼痛加剧的一个恶性循环过程。中医认为，本病是由于湿热下注，致气血运行不畅，经脉阻滞，或因热迫下行，瘀结不散而成。熏洗法早在汉代《五十二病方》中就有记载。熏洗法的原理：①通过药物的不同配伍而发挥治疗作用，熏洗过程中，药物直接作用于病变局部，药物的有效成分可透过皮肤而发挥药效。②通过温热蒸气和药液的熏洗使局部气血经络得到温通，促进局部血运，使局部功能改善和恢复。③保持局部清洁，减少不良刺激。消肿止痛洗剂中，白矾、芒硝、五倍子有软坚散结、消肿之功效；大黄、黄柏、苦参、槐角清热解毒；红花活血祛瘀；荆芥、延胡索止痛。诸药合用，共奏清热解毒、消肿止痛、敛疮之功效。经临床观察，能有效地改善肛门水肿、疼痛、局部渗液等临床症状，并能使早期血栓软化吸收而达到治疗目的。

大黄消瘀熏洗方

【方源】

《中药熏洗法治疗急症外痔 120 例》［杨鹏里．安徽中医学院学报，2000，19（2）：21］。

【组成】

大黄 20g，赤芍 15g，桃仁 15g，红花 10g，泽兰 10g，当归 10g，制乳香 10g，制没药 10g，川芎 10g。水煎，先熏后洗。

伴炎性水肿痛甚者，加艾叶 15g，三棱 15g，延胡索 10g。

【功效】

活血化瘀，清热止痛。

【验案】

刘某，女，56 岁，1999 年 11 月 16 日就诊。因大便干燥，用力排便后，肛门肿物疼痛 2 天来诊。查见肛门截石位 9 点有 $2cm \times 2cm$ 的青紫肿物隆起，伴周围红肿，触痛明显，诊为血栓性外痔。治宜活血化瘀，清热止痛。予大黄消瘀熏洗方加三棱 15g，艾叶 15g，延胡索 10g。5 剂，先熏后洗。用法：中药先浸泡 10 分钟，煎水先熏后洗。每次 20 分钟，每日 2 次，5

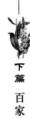

天为 1 个疗程。1 个疗程后治愈。

【按语】

血栓性外痔由于暴力排便、过度用力等原因腹压突然增大，使肛门脉络破损，瘀血积聚肛门皮下。血凝气滞，瘀血内蕴是主要病机。大黄消瘀熏洗方中，大黄活血化瘀解毒；泽兰理气散郁；川芎行气活血，气行血行；桃仁、红花、当归活血化瘀；制乳香、制没药散血止痛；加上艾叶温通经脉，三棱破积除滞，可使经脉疏通，瘀祛肿消而病愈。

金铃子散

【方源】

金·刘完素《素问·病机气宜保命集》。

【组成】

川楝子 30g，制延胡索 30g，制大黄 30g，赤芍 20g，丹参 30g，茜草 30g，鱼腥草 30g，甘草 20g。水煎，熏洗坐浴。

【功效】

消肿止痛，凉血化瘀。

【验案】

患者，男，62 岁，退休干部，1994 年 5 月 6 日初诊。肛门突然肿痛 2 天，疼痛呈持续性，活动及排便时加剧，无便血，无发热，大便每日 1 次，易解出。局部检查：右位肛缘皱襞皮肤突起约 4cm×3cm 的肿块，皮肤水肿触痛明显，质地中等，舌苔薄，脉弦滑。诊断：右位血栓性外痔。治法：消肿止痛，凉血化瘀。用上方煎熬至 2000ml 左右药水，趁热熏洗坐浴 20 分钟，每日 2 次，10 日为 1 疗程。治疗 1 个疗程后，肛周疼痛解除，肿块消失。

【按语】

血栓性外痔的主要症状是肛周疼痛及自觉异物感，病机属于中医局部气滞血瘀。医者采用金铃子散加味坐浴熏洗治疗，方中川楝子、制延胡索合用，名为金铃子散，具有疏肝泻热、行气止痛之功；制大黄、赤芍活血祛瘀止痛；丹参、茜草凉血止血，活血化瘀；鱼腥草、炙甘草清热止痛消肿。诸药合用，具有消肿止痛、凉血化瘀之功。通过临床验证，中药外用方法简便，疗效确切，尤其为年纪较大或不愿意行手术治疗的病人所接受。

马金地方

【方源】

《马金地方治疗炎性外痔疗效观察》［苏尚先，赵红波，蒲琦．河北中医，2004，26（9）：677］。

【组成】

马齿苋 15g，金银花 15g，紫花地丁 30g，蒲公英 30g，黄柏 15g，地榆 15g，芒硝 30g，大黄 20g，冰片（另包）10g。水煎熏洗。治疗期间嘱患者注意大便通畅，适当休息，多吃蔬菜、水果，忌辛辣食物。

【功效】

清热解毒，消肿散结止痛。

【验案】

共治疗炎性外痔 129 例，其中男性 73 例，女性 56 例；病程 5 ~ 15 日；混合性外痔 70 例，结缔组织外痔 23 例，静脉曲张性外痔 25 例，血栓性外痔 11 例。给予马金地方煎汤熏浴。将上方中药物（冰片除外）置于砂锅中，加冷水约 2000ml 浸泡 20 分钟，用旺火煮沸后，再用文火煎熬 15 分钟，将药液倒入清洁的盆内，然后放入冰片 2.5g 搅化。先用药液蒸汽外熏肛门，待药液不烫（约 40℃）时即可坐入盆中浸泡。每日早、晚各 1 次，每次 15 ~ 20 分钟，熏浴完后于患处涂少许九华膏。每剂煎 4 次，3 剂为 1 个疗程。轻症用 1 个疗程，重症增加 1 个疗程。结果：显效（局部肿痛完全消除，痔核萎缩，皮赘基本消失）58 例；有效（局部肿痛基本消除，痔核缩小）55 例；无效（局部肿痛消除不明显，痔核缩小不明显）16 例。总有效率 87.6% 。

【按语】

炎性外痔多为混合性外痔、结缔组织外痔、静脉曲张外痔及血栓性外痔感染所致，临床表现为肛门肿物胀痛难忍。医者选用有关中药组成马金地方煎汤，采用熏浴法，患处敷九华膏治疗此病症，取得满意的疗效。方中马齿苋、金银花、紫花地丁、蒲公英清热解毒，消肿止痛；黄柏、地榆、大黄、芒硝清热燥湿，泻火解毒，活血祛瘀，软坚散结；冰片清热止痛。诸药配伍，共奏清热解毒、消肿散结止痛之功。此外，九华膏有润肤消炎的作用。临床应用表明，采用本方熏浴辅以患处涂九华膏治疗炎性外痔，疗效可靠，无明显不良反应，简便易行，经济适用。

却毒汤

【方源】

清·吴谦《医宗金鉴·外科心法要诀》。

【组成】

朴硝 30g，瓦松 15g，马齿苋 15g，五倍子 15g，生甘草 5g，黄柏 10g，苍术 10g，侧柏叶 20g，花椒 24g，防风 10g。水煎熏洗。

【功效】

清热解毒，消散瘀肿，通便祛湿。

【验案】

医者运用却毒汤加减治疗 35 例患者（混合痔中外痔伴血栓形成者除外）。其中男性 28 例，女性 7 例；年龄最大者 55 岁，最小者 22 岁；病史最长者 5 天，最短者 2 天。35 例中，兼有静脉曲张外痔和赘皮外痔者占 24 例。主要症状和体征：肛门出现肿块伴随疼痛，呈青紫色，表面光滑，边界清晰，无触痛，质软，无波动感。给予上方治疗，加水至 3000ml，分 2 次水煎至 1000～1500ml。肛门坐浴，先熏后泡洗，并可用手轻柔患处，每日 2 次，每次 10～20 分钟。结果：1 周后痊愈（临床症状及痔均消失）24 例，好转（症状改善，痔缩小）11 例，无效（症状、体征均无变化）0 例。1 周治愈率为 68%，好转率为 32%。

【按语】

血栓性外痔的病因多为平素湿热内积，过食辛辣，久坐久立，或临产用力过度，平素大便秘结，或久泻久痢等因素而致。其病机为体内生风化燥，湿热留滞，浊气瘀血下注肛门，发为本病。早期症状以疼痛肿胀为主。方中朴硝泻热通便，散结消肿；瓦松活血止血；马齿苋清热解毒，消散瘀肿；五倍子解毒消肿；黄柏清热除湿；苍术祛风除湿；侧柏叶凉血止血；花椒止痛；防风祛风胜湿。诸药共奏清热解毒，消散瘀肿，通便祛湿之功。据现代药理研究，方中大多数药物对肛门各种真菌和细菌有杀灭和抑制的作用。临床实践证明，本方是治疗血栓性外痔的有效方法，且简便易行，值得推广。

外痔汤

【方源】

《外痔汤熏洗治疗外痔 36 例》〔王爱雨．中国民间疗法，2003，11（1）：23－24〕。

【组成】

艾叶 30g，朴硝 30g，防风 30g，生大黄 15g，红花 15g，川椒 15g。水煎，先熏后洗。

【功效】

祛瘀止痛，泻火凉血，理气止痛，通便止血。

【验案】

吴某，男性，50 岁，2001 年 11 月 20 日初诊。患者诉大便时肛门剧烈疼痛，并有鲜血滴出，已反复发作数次。检查为外痔出血，予外痔汤水煎，每日用 1 剂加水至 1000ml，煎煮 30 分钟，取汁，先用以外熏，待温度适宜后外洗。先熏 30 分钟，后洗 30 分钟，每日 2 次，3 日为 1 个疗程。3 日后复诊，患者症状消失，无出血、疼痛及肿胀，再治疗 1 个疗程以巩固疗效而愈。

【按语】

中医认为，本病是气血失调，经络阻滞，瘀血浊气下注肛门而成。外痔汤中，艾叶味苦辛温，入肝、脾、肾经，温经止血，散寒止痛；朴硝味辛咸苦、大寒，入胃、大肠、三焦经，泻热通便；防风味辛甘、微温，入膀胱、肝、脾经，祛风解表，胜湿解痉，止泻止血；生大黄苦寒，入脾、胃、大肠、心包、肝经，攻积导滞，泻火凉血，行瘀通经；红花辛温，入心、肝经，活血化瘀通络；川椒味辛、大热，有毒，入脾、胃、肺、肾经，温中止痛，杀虫。本方可活血祛瘀，泻火凉血，理气止痛，通便止血，用以治疗外痔，可达到消除症状、减轻疼痛的目的。

参黄袋泡剂

【方源】

《参黄袋泡剂治疗产后炎性外痔 132 例》〔张久金，胡晓华．河南中医，2003，23（7）：79〕。

【组成】

苦参 30g，大黄 30g，芒硝 30g，冰片 6g，黄芩 15g，黄柏30g，土茯苓 30g，五倍子 15g。

上药打成粗粉，装入袋泡茶纸做成的小袋中，每袋 10g，每次以 3 袋加沸水 1500ml 冲泡 20 分钟，以小毛巾蘸药液热敷局部 20 分钟，每日 2 次。

【功效】

清热利湿，活血消肿，收敛止痛。

【验案】

王某，女，26 岁，患者于 2001 年 6 月自娩一女婴。第二产程 2 小时，由于第二产程过度屏气向下用力，使原有外痔由直径 1cm 增大至 3cm，呈暗红色，表面水肿，疼痛剧烈，坐卧不宁，给予参黄袋泡剂治疗，用药当日即感疼痛明显好转，用药 5 天后疼痛消失，痔核缩小至 0.5cm。

【按语】

妊娠期妇女，特别是妊娠晚期，由于增大的子宫对直肠的压迫以及性激素对血管平滑肌的扩张作用，常能引起痔或使原有痔的症状加重。在分娩过程中，产妇向下屏气用力，使腹内压增高及胎头下降并压迫直肠，静脉回流受阻，更易使原有的痔核增大或呈急性充血水肿，产妇常疼痛难忍，坐卧不安。由于产后妇女需喂哺婴儿，某些药物因能自乳汁排泄而影响婴儿，故不能使用，产后患者亦不宜接受手术治疗，加之恶露不断排出，影响刀口愈合，因此，治疗有一定的局限性。而医者使用的中药外治法易为患者接受。方中大黄活血消肿，配合黄芩、黄柏、冰片、芒硝清热解毒，消肿止痛；黄芪、土茯苓清热燥湿，利水消肿；五倍子性苦味酸涩，酸可收涩，涩可固脱，具有收敛固脱之功。诸药合用，共奏清热利湿、活血消肿、收敛止痛之效，可有效改善痔静脉的血液循环，消除水肿，消炎止痛。

复方硝矾洗剂

【方源】

《复方硝矾洗剂治疗炎性外痔》［黄德荣，马仲华．赣南医学院学报，2006，（4）：559］。

【组成】

由月石、枯矾、芒硝、冰片组成。月石、枯矾粉碎成细粉，过筛，将冰片研细，与上述粉末及芒硝配研，过筛，混匀，分装即得，每袋36g。冲泡，先熏后洗。

【功效】

清热燥湿，消肿止痛。

【验案】

医者采用自制复方硝矾洗剂治疗炎性外痔75例。治疗时取上药一袋倒入盆中，加入1000~1500ml开水，先熏后洗，15~25分钟/次，每日1次。患者熏洗后均外搽本院自制痔膏，7天为1个疗程。结果：治愈58例，显效18例，有效2例，无效0例，治愈率77.3%，总有效率100%。

【按语】

中药熏洗治疗痔，在古代医学著作中有众多记载，如《溃医大全》载有："芒硝熏洗治诸痔立效。"它是通过药力与热力的结合，使药物的有效成分通过皮肤发挥药理作用，使肛门局部气血经络得到温通，促进局部血液循环，增强局部组织的抗病能力，使局部功能改善和恢复。中医学认为，痔多因饮食不节，湿热与瘀滞相搏，则气血结滞，故治宜清热燥湿、消肿止痛为主。方中的芒硝为硫化钠，月石即硼砂，枯矾为明矾石的提炼品，冰片系龙脑香的树干经蒸馏冷却的结晶。

本方具有清热解毒、止痛软坚、收敛燥湿、止痒杀虫的作用，对炎性外痔的肿痛有良好的治疗效果。同时指出，炎性外痔的大小超过2cm×2cm时，不易完全吸收且易再次发炎，故主张早期手术切除。本组研究表明，复方硝矾洗剂对炎性外痔的疗效确切，且患者普遍反应使用本剂熏洗感到方便、舒适、

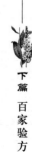

轻松，避免了中药煎水熏洗的麻烦，易被广大患者接受。

荔矾液

【方源】

《荔矾液治疗炎性外痔289例疗效观察》〔王萌．山东医药，2005，45（35）：32〕。

【组成】

荔枝草60g，白矾30g。加热坐浴。

【功效】

凉血解毒，燥湿收涩，消肿止痛。

【验案】

2002年9月至2005年3月，医者应用自拟方荔矾液坐浴治疗炎性外痔患者289例，所有患者均表现为肛缘皮肤红肿热痛，明显水肿、充血，排便时疼痛加重。予以自拟荔矾液1500ml，加热至50℃，坐浴30分钟。早、晚各1次，连用5天。结果：痊愈（肛缘皮肤红肿热痛消失，痔核消失，全身和局部临床症状消失）289例，总有效率100%。用药4天后，痔核均消失。

【按语】

中医学认为，痔的发生是血气运行受阻，经络闭塞，气血瘀滞所致；或嗜食醇酒肥甘、辛辣滋腻食品，伤及脾胃，湿热内生，下注于大肠，壅滞于粪门，故见肛缘红肿热痛，痔核肿胀等症。荔矾液中荔枝草辛苦而凉，可凉血解毒，消水肿，散痈毒。古人曾有本品"治痔"的记载，如《本草药性备要》

认为本品能"祛瘀，洗痔"。白矾酸涩性寒，功擅燥湿收涩，解毒消疮。《本草纲目》谓之能"止血定痛，蚀恶肉，生好肉，治痈疽疔肿，蚀恶瘀"。其作用机制为抗菌消炎、收敛去腐和促进微循环。总之，荔矾液治疗炎性外痔疗效高、起效快，且药源广泛，价廉易得，值得临床推广应用。

消痔液

【方源】

《消痔液熏洗治疗炎性外痔 500 例》［高贵义．吉林医学信息，1993，（3）：10］。

【组成】

防风 50g，枳壳 50g，苦参 25g，马齿苋 25g，五倍子 20g，荆芥 25g，蛇床子 25g，蒲公英 25g，黄芩 25g。水煎外用熏洗。

【功效】

清热祛湿，消肿止痛。

【验案】

患者，女，45 岁。1983 年 5 月 28 日患炎性外痔，曾用过高锰酸钾水坐浴、口服槐角丸、注射青霉素、口服头孢、长效磺胺等，治疗 1 周，因效果不佳，影响走动，疼痛剧烈来诊，既往有内痔脱出史。

检查：截石位肛门 3 点、6 点部位，肛缘皱襞处呈红肿突起，触痛剧烈。

治疗：分上午、下午、晚上用消痔液熏洗，将以上药物在锅内先用白水浸泡 20 分钟，再用小火煎开锅，20 分钟后把药液过滤到脸盆内，先用热气熏肛门，等热气不足时用药液浸湿纱布或毛巾，敷于肛门处约 5 分钟，直至疼痛、红肿症状明显减轻。熏洗后有凉缩感，疼痛减轻，每天熏洗 3 次，每剂药约用 3 天。用药 1 剂后，红肿的外痔肛缘皱缩，熏洗 3 剂药后，红肿疼痛等症状完全消失，5 年未复发。

【按语】

炎性外痔是由于肛门部位经常不洁，造成肛缘皱襞皮肤反复发炎或痔外静脉丛扩张屈曲，结缔组织增生而形成。中医学认为，本病多因湿热下注于肛门，毒邪外侵致使气血运行不畅，经脉阻滞所致。如《医学传心录》载有："痔核者，湿热之气所主也，如树生菌物必因湿热而生。"

消痔液中，防风能祛风解表，胜湿解痉；枳壳能破气解胀；苦参能清热燥湿，祛风杀虫；马齿苋、蒲公英能清热解毒；黄芩能清热；五倍子能凝固止血；荆芥能祛风解表；蛇床子能除湿热。诸药合用，有很强的祛湿清热、消肿止痛之功。全方经济实用，方法简便，临床应用可收到满意的效果。

浴舒液

【方源】

《浴舒液熏坐治疗血栓外痔 100 例临床观察》［李正兴，李益筠. 湖南中医杂志，1999，15（4）：18］。

【组成】

薄荷 1000g，大黄 3000g，野菊花 3000g，苦参 3000g，荆芥 1000g，艾叶 1000g，百部 2000g，红花 1000g，黄柏 2000g，凤尾草 3000g，马齿苋 3000g，地丁 3000g，冰片 100g，樟脑

100g。水煎外用，熏洗坐浴。

制作方法：将薄荷、野菊花、艾叶、红花提取挥发油备用，其药渣和药液与其余药物（除冰片、樟脑外）加适量水煮沸2次，2次药液合并过滤，浓缩至比重为1~1.05，药液室温澄清后备用。将冰片、樟脑研末加95%乙醇和Tween-80（即聚氧乙烯山梨醇酐单油酸酯）适量溶解后加入挥发油，搅匀后再加入澄清液中混合均匀，分装即得。

【功效】

清热解毒，凉血止血，祛瘀止痛，生肌止痒。

【验案】

张某，男，42岁。肛门左侧肿痛，坠胀2天，行走不便，大便干，无其余不适。查：一般情况可，心肺无异常。专科检查：截石位2~5点肛缘红肿，皮下血栓形成，色暗紫，触痛明显，质中等，未溃破。诊断为血栓性外痔。患者于1997年9月12日起给予浴舒液熏洗坐浴，每日2次，每次15分钟，同时外擦九华膏，用药3天，肿胀、疼痛明显减轻，连用7天，肿痛消失，血栓吸收而痊愈，用药期间无不良反应。

【按语】

血栓性外痔，中医学认为由湿热下注，气血凝滞，血脉不通所致。现代医学认为肿是因局部循环及淋巴回流障碍，血管的渗透压增高，组织内膨胀压即胶体结合的水分增加而发生的瘀血性水肿，这与中医学分析的病机是一致的。

浴舒液方中，大黄、野菊花、黄柏、马齿苋、凤尾草、地丁清热解毒，凉血止血，散气消肿；红花、艾叶、冰片活血祛

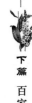

下篇　百家验方

瘀，通经止痛；苦参、百部、樟脑清热燥湿，杀虫止痒；荆芥、薄荷疏散风热。全方共奏清热解毒，凉血止血，活血祛瘀，消肿止痛，杀虫止痒，生肌收口等功效。本方是一种熏坐型外用药，药物可直达病所，荡涤污浊毒邪，促使局部气血舒畅，改善患部的血液循环，从而消除局部的充血水肿，是一种奏效快捷，操作简便，深受患者欢迎的好方法。

止痛如神汤

【方源】

清·吴谦《医宗金鉴》。

【组成】

秦艽 10g，防风 10g，桃仁 10g，红花 10g，黄柏 15g，泽泻 15g，香附 15g，大黄 30g，芒硝 30g。每日 2 次，外用熏洗。

【功效】

清热除湿，化瘀止痛。

【验案】

张某，男，36 岁，1996 年 4 月 3 日初诊。患者 5 天前排便后突感肛门部疼痛，触之有一肿物，经服头孢氨苄胶囊和消炎痛后症状无减。查：肛缘截石位 3 点处有一暗紫色肿物，直径 2cm，按之肿物稍硬，边界清楚，触痛明显。伴肛门部有异物感，胀坠疼痛，排便、走路、咳嗽时肿物增大，疼痛加重。诊为血栓性外痔，中医辨证为气滞血瘀证。遂予上药每日 1剂，水煎 2 次，取汁 2000ml，分 2 次熏洗，每次 15~20 分钟。再用三七黄连膏（自拟方）贴敷：三七 2 份，黄连 1 份，粉碎过 80 目筛，装瓷瓶存放。临用时根据痔核大小，取药末适量，陈醋调膏，贴于患处，每日 2 次。

注意事项：①熏洗药中，芒硝分次放入痰盂或便盆内，将煎好的药液冲入，先熏蒸，待水温降至适度后再洗痔核。如冬季药液易凉，可加热后用，并注意保暖。②洗后贴敷药膏，可在膏中加入少量医用凡士林，防止药膏干裂散落，同时要包扎牢固，使药膏紧贴痔核。

患者如法熏洗，贴敷。次日，疼痛减轻，肿物缩小至1cm，继用前法。2 天后诸症消失，痔核消散而痊愈。

【按语】

血栓性外痔系肛缘静脉破裂，血液外渗，凝结而成血栓，在肛门皮下形成圆形或椭圆形肿块。究其因，多由便秘或排便时用力过猛，或剧烈运动所致。平素过食辛辣厚味，湿热火毒下注肛门，致气滞血瘀、湿聚、热结而形成肿块。初起血瘀湿凝较轻，故肿物柔软；几天后血湿凝结而郁热，三者交炽则瘀凝更甚，故肿物变硬。

针对病机，立清热祛湿化瘀散结之法。熏洗药止痛如神汤加减，方中黄柏、大黄、芒硝清热解毒，泻火消肿；大黄兼能活血化瘀；芒硝则可软坚散结；泽泻利水渗湿；秦艽、防风祛风胜湿，使湿有去路；香附、桃仁、红花行气活血止痛。诸药合用，熔清热、祛湿、化瘀药于一炉，紧扣病机，可使热清、湿除、瘀化、痛止而肿物消散，故疗效可靠。为缩短疗程，又配以三七黄连膏，药用三七活血化瘀，消肿止痛；黄连清热解毒，泻火燥湿；陈醋入肝可活血止痛，又能引药入里，渗入痔核，以增其效。熏洗、贴敷双管齐下，故收效迅速。

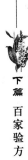

八味消痔汤

【方源】

《自拟"八味消痔汤"熏洗治疗血栓性外痔96例临床观察》[高远利. 中国民族民间医药杂志, 2000, (43): 76 – 77]。

【组成】

生大黄30g, 生蒲黄20g, 生侧柏叶20g, 秦艽20g, 虎杖30g, 黄柏30g, 乳香20g, 没药20g。

用法: 将诸药倒瓦钵之中, 加水4000ml, 以武火煮沸10分钟, 趁热气盛时熏蒸患处, 温热时再倒入盆中坐洗, 倒出药液不可超过2/3, 以免复煎时药汁不浓。

【功效】

活血化瘀, 消肿止痛。

【验案】

林某, 男, 36岁, 干部。就诊前2天, 因便秘, 在排便时用力过猛, 肛门部突然剧痛, 自觉有一肿物隆起, 行走不便, 坐卧不安, 夜不能寐。查见肛门旁右侧正中有2cm × 1.5cm × 1cm大小的暗紫色硬性包块, 可滑动, 周围皮肤水肿, 触痛明显。诊断为血栓性外痔, 采用"八味消痔汤"熏洗治疗, 每日1剂, 每日2次熏洗, 每次熏洗历时20~30分钟。熏洗3天为1个疗程。熏洗时, 不配合其他治疗方法。1个疗程后, 患者疼痛明显缓解, 肿物皱缩大半, 行走坐卧自如, 继续治疗1个疗程后, 疼痛缓解, 肿块全部消除痊愈, 4年来未见复发。

【按语】

血栓性外痔的病理改变基础是肛门静脉瘀滞破裂，血液外渗到结缔组织内成为血肿，所以用祛瘀活血药物处理比较合理。方中生大黄入血分破一切瘀血，局部有收涩止血的作用；生蒲黄有行血散瘀消肿之功；乳香、没药活血散瘀，消肿止痛；生侧柏叶凉血止血，生用有缩短出血凝血时间的功效；动物实验证明黄柏可减轻局部充血，促进皮下溢血吸收；秦艽是祛风湿药，据动物实验证明有镇痛作用，并能促进肾上腺皮质功能，皮质激素分泌增加，与黄柏合用，加速炎症消失和缓解反应性疼痛；虎杖活血通络，加快肿胀消散。综合上述药物均针对瘀血而用。

熏洗疗法是中医学外治法之一，利用药物煎汤趁热熏洗浴涤。《素问·阴阳应象大论》云："其有邪者，渍形以为汗。"所谓渍形，就是用热汤洗浴，加用药物，加速活血化瘀的进程，疗效更佳。此法的优点是方法简便，疗效显著，药源容易找到，不需设备，不必服药，治疗无痛苦，容易被患者接受，是值得推广使用的一种好方法。

祛毒汤

【方源】

《自拟祛毒汤治疗炎性外痔临床体会》〔黄明生．中国医学杂志，2004，2（7）：420〕。

【组成】

黄柏20g，金银花30g，连翘20g，苦参20g，白鲜皮20g，百部20g，紫花地丁20g，生地20g，赤芍20g，甘草15g。水

下篇　百家验方

煎，熏洗坐浴。

【功效】

清热解毒，活血化瘀，消肿止痛。

【验案】

共治疗 80 例炎性外痔患者，其中男性 15 例，女性 65 例；年龄最小者 11 岁，最大者 73 岁；疗程最长者 15 天，最短者 24 小时。所有病例均具有肛门局部肿块疼痛明显的临床表现。所有患者均给予祛毒汤治疗。将药物用冷水浸泡 30 分钟，煮沸 30 分钟，取汁先熏后洗，坐浴 20 分钟，每日 1 次，连用 7 天为 1 个疗程。治疗结果：80 例患者中，痊愈（临床症状及体征完全消失，活动自如）68 例，占 85%；显效（临床症状及体征明显减轻）12 例，占 15%；无效（临床症状及体征无变化）0 例。总有效率 100%。治疗过程中未出现任何副作用，此法经济，易操作。

【按语】

中医认为本病因湿热郁积日久成毒所致，郁于肌肤而形成疮痛，肛门周围形成红、肿、热、痛、出血等症状。医者选用清热解毒、消肿散结、杀虫止痒、泻火解毒、凉血、活血化瘀之药物治疗，收到了满意的效果。方中金银花、连翘有清热解毒、消肿散结、止血的作用，治诸肿毒、疮痛，有疮家圣药之说，是中药的"广谱抗生素"；黄柏外用能促进皮下溢血的吸收；苦参、白鲜皮、百部、紫花地丁起到清热燥湿、杀虫止痒、泻火解毒之功效，是皮肤病湿热痒疮之要药，治疗各种皮肤疾患，为治疗血热、壅滞、红、肿、热、痛的疖、疮通用之药。本方加生地、赤芍起到清热凉血及活血消肿的作用，甘草解毒，调和诸药，临床观察证实疗效显著。

消痔汤

【方源】

《自拟消痔汤治疗炎性外痔 208 例》［杨玉芹．张家口医学院学报，2001，18（2）：60］。

【组成】

荆芥 15g，防风 15g，马齿苋 20g，五倍子 15g，甘草 10g。水煎，熏洗坐浴。

加减：水肿者加苍术 15g，芒硝 10g；血栓者加桃仁 15g，赤芍 15g，红花 15g；炎症重者加双花 20g，蒲公英 20g，黄柏 15g；疼痛重者加乳香 15g，没药 15g。

【功效】

清热祛湿，活血收敛，消肿止痛。

【验案】

共治疗 208 例炎性外痔患者，其中男 110 例，女性 98 例；年龄最大 67 岁，最小 16 岁；病程最长 7 天，最短 2 天。所有患者均给予医者自拟消痔汤治疗。煎药方法：先将药物放入砂锅或瓷盆内，加入 2000ml 凉水，浸泡 30 分钟，煮沸 15 分钟，将药液滤出，再于药渣中加入 1000ml 水，煮沸，滤出药液，将 2 次药液混入一容器内。用法：将药液放置凳架上，暴露整个臀部，趁药的热气熏蒸肛门患处，等药液温度降至不烫肌肤时，臀部坐入盆中 15 分钟，同时以手按摩肛门肿胀部位，熏洗坐浴完毕后，用手巾擦干臀部，外涂九华膏，每日 2 ~ 3 次，每日 1 剂。

结果：此 208 例患者经用本方治疗后，全部治愈，近期效果好。一般经用本方熏治 1～2 剂，症状明显改善，4～5 剂症状消失，少数病例病程稍长，约 10～15 天方愈。

【按语】

炎性外痔，多因嗜食辛辣、炙煿之品，内生湿热，下注肛门，气血运行不畅，湿热与血气相搏所致。现代医学认为，本病多因肛周淋巴及血液循环不畅所致。本方荆芥有散热止血、止痛之功，防风则取其除湿消肿之用，五倍子独具收敛、固涩、退肿之效，马齿苋既可清热解毒，又可散血消肿，为其主药，甘草有解毒、抗炎、止痛的作用。诸药合用，共奏清热祛湿、活血收敛、消肿止痛之功，凡药力所致，则热清湿除，瘀化肿消。近年来的药理研究表明，中药的局部作用有四：①中药皮肤熏洗使皮肤温度升高，皮肤毛细血管扩张，可以促使血液和淋巴液循环，有利于水肿和血肿消散。②热疗可以促进网状内皮系统的吞噬功能，增强新陈代谢作用。③对霉菌、细菌感染性疾病，药物熏洗能直接起到抑制和杀灭细菌的作用。④可以使药物离子通过皮肤、黏膜的吸收、扩散、辐射等途径进入体内，避免了肝脏首过效应，增加了病灶局部有效药物的浓度，直接针对病因、病位发挥治疗作用。

消肿止痛汤

【方源】

《自拟消肿止痛汤坐浴治疗妊娠期外痔 65 例》［陈伟红.中医外治杂志，1998，7（5）：20］。

【组成】

黄柏 30g，甘草 30g，野菊花 30g，地榆 30g，防风 30g，乌梅 15g，乳香 10g，没药 10g，朴硝 15g（冲），五倍子 15g，冰片 5g（冲）。水煎，先熏洗后坐浴。

【功效】

清热解毒，祛风胜湿，祛瘀止痛。

【验案】

刘某，女，27 岁，妊娠 7 个月，1996 年 10 月 6 日初诊。因吃辛热之物，肛门肿物突出肛外，疼痛难忍 2 天，小便黄，口苦，舌质红，苔黄腻，脉弦细带涩。专科检查：肛缘皮肤环状圆形肿物，如鸡蛋大小，色红，皮下少许呈青紫色，质稍硬，明显触痛。诊断：炎性、血栓性外痔。证型：湿热下注兼气滞血瘀。治以清热解毒，祛风胜湿，祛瘀止痛，予消肿止痛汤。上药放入砂锅内，加水 2000ml，水开后慢火煎半个小时，去渣取汁，冲入冰片及朴硝，先熏洗后坐浴，每次约 30 分钟，每日 2~3 次，每日 1 剂，药汁用后可煮沸再用，7 天为 1 个疗程。用药当天疼痛减轻，1 个疗程后肿痛基本消除，继续用药 2 天，症状消除，痔核消失而告愈。随访至今无复发。

【按语】

妊娠期发生炎性、血栓性外痔，是由于妊娠后胎体渐大，有碍气机升降，加之真阴凝聚胞宫，以养胎元，易出现阴血不足，阳气偏盛，阳盛则生热。若饮食不节，过食肥甘炙煿助阳之品，损伤脾胃，运化功能失职，湿热毒邪内生，气血壅滞，邪气乘虚下注大肠，气血下坠冲突而成痔。正如《杂病广要》

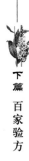

云："酒痔者，因酒面炙煿，蓄热伤血，恶血积聚于下焦，不得疏通，于是下坠而为痔。"故治疗上以黄柏、地榆清热利湿消肿；防风祛风胜湿；野菊花、甘草清热解毒；乳香、没药祛瘀止痛；乌梅、朴硝收涩软坚敛痔；冰片芳香通络，引诸药深达病所。诸药合用，共奏清热利湿、化瘀止痛之功。方药切中病机，故收到较好的疗效。

倍鞭汤

【方源】

《倍鞭汤治疗血栓性外痔 42 例》[黄祖康．中国中医药科技，2002，9（1）：14]。

【组成】

五倍子 50g，马鞭草（生）50g，马齿苋（生）50g，枳壳 30g，桃仁 20g，红花 15g，防风 30g，田七粉 20g。水煎，熏洗坐浴。

【功效】

清热利湿，活血止痛。

【验案】

42 例患者均为门诊病例，男性 25 例，女性 17 例，年龄 20～55 岁。有不同程度的痔病史 30 例，首次发病者 12 例。就诊时间最长者 36 小时，最短者 4 小时。42 例患者均无痔核坏死及局部皮肤破溃，亦无全身发热及白细胞升高等症状。诊断依据：肛门肿物，肛门持续性胀痛，甚则剧痛；肛门局部检查可见肛门外缘皮下有褐色肿块，触痛明显。所有患者均以医者自拟的倍鞭汤治疗。先将前 7 味药煎好，后加田七粉搅匀即可，趁热先熏患处，待药微温时，再行坐浴。每次 30 分钟以上，每天 2 次。如有感染或病程较长者，加服广谱抗生素。

治疗结果：所有患者在用药后第 2 天疼痛明显减轻，痔核均有不同程度的缩小，第 3 天疼痛基本消失，痔核明显缩小，而后痔核逐渐消散，行走自如。平均治愈时间为 6 天。治愈 40 例，占 95.2%；好转 2 例，占 4.8%。总有效率 100%。

【按语】

根据中医学辨证，血栓性外痔可分为湿热下注、血液瘀结两型。治疗时，采用马齿苋、防风清热解毒，祛风除湿；五倍子、马鞭草、枳壳、桃仁、红花、田七粉活血散瘀，行气消肿止痛。采取坐浴可使药力直达病灶，故诸药合用，可迅速改善症状和体征。

中医学对于疾病的治疗，历来提倡"三分治，七分养"。为了达到远期疗效，搞好预防是很必要的。因此，要积极参加体育锻炼和肛门功能锻炼，促进肛门血液循环，注意饮食卫生，减少胃肠疾病，多吃蔬菜、水果，忌食辛辣煎炒之品，保持大便通畅，不要登厕努责肛门，及时治疗肛管直肠部疾病。

疮肿洗方

【方源】

《疮肿洗方治疗炎性外痔 79 例》［贾冠杰．中国中西医结合外科杂志，1996，2（1）：58］。

【组成】

白花蛇舌草 30g，丹参 30g，土茯苓 30g，苦参 30g，川军 30g，芒硝 30g，五倍子 15g，川椒 10g，枯矾 10g，苍术 10g，

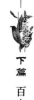

红花 10g，赤芍 10g，生甘草 10g。水煎，熏洗热敷。

加减：患部痛剧加细辛 10g；渗出物多加地肤子 15g，白鲜皮 15g，蛇床子 30g，并加大苍术用量至 30g。

【功效】

清热凉血，收湿解毒，活血消肿。

【验案】

共治疗 79 例患者，其中男性 31 例，女性 48 例。年龄 19~63 岁，平均 38.7 岁。所有患者均具有肛门部皱襞水肿、充血，甚则紫胀，痒热灼痛，排便时加重，局部有少量分泌物或伴全身发热、烦躁、失眠、心悸、血压升高等临床表现，均予以医者自拟之疮肿洗方治疗。溻洗方法：用纱布缝制可容纳草药之口袋，将药盛于袋内，以搪瓷盆加水适量，药袋置于水中，煎煮半小时，拎出药袋。留药液于盆内，先以蒸气熏蒸患部，待温后以纱布或脱脂棉沾药液溻洗热敷，至痔核软缩。以纱布衬之缓缓按揉，每次约 20 分钟，每日 3~4 次，每剂可用 1 日，次日更换新药。治疗结果：79 例中，痊愈 64 例（红、肿、热、痛尽除，局部无渗出物，全身症状消失），占 81%；好转 7 例（炎症明显减轻，因故中止治疗），占 9%；无效 8 例（用药 3 日以上，病情无改善，改用他法治疗），占 10%。总有效率 90%。用药最多 13 剂，最少 3 剂，平均 7 剂。

【按语】

炎性外痔多因湿热下注或肛门裂伤、毒邪外侵等，致气血运行不畅，经脉阻滞或毒邪迫血下行，瘀结不散而成。《医学传心录》云："痔核者，湿热之气所主也，如树生菌物，必因湿热而生。"采用溻洗坐浴法治疗炎性外痔是一种简便易行、取效快捷的外治方法，其依靠药力和热力直接作用于病灶，使病变局部腠理疏通，气血流畅，从而达到祛湿消肿、活血止痛的效果，诚为可推崇的治疗方法。疮肿洗方诸药合用，可具较强的消除感染、脱水去肿之作用，重加活血化瘀之品，意在改善局部血液及淋巴环流，疏通微循环，调节免疫，增强血管通透性，促进炎症水肿吸收消散，较之单用清热解毒药，可明显加快收效，缩短疗程。采用上法治疗，可单纯坐浴，不需内治，即可取效。所治病例中，未出现毒副反应。

痔浴液

【方源】

《痔浴液治疗炎性外痔 120 例临床观察》〔刘海．时珍国医国药，2005，16（5）：408－409〕。

【组成】

大黄 30g，黄柏 20g，苦参 20g，芒硝 30g，五倍子 20g，姜黄 20g，乳香 15g，细辛 15g。水煎，先熏洗后坐浴。

【功效】

清热利湿，活血消肿，通络止痛。

【验案】

李某，男，36 岁，2001 年 9 月 18 日初诊。自述平素喜饮酒，食辛辣炙烤之品，大便秘结。3 天前肛门突起一肿物，灼痛湿痒，坠胀不适，尤以排便或活动时明显。经外敷马应龙痔膏，服痔根断片皆无效，故特来求诊。检查可见截石位 7～9 点肛门边缘处有一椭圆形隆起，充血、肿胀、潮湿、触痛明显，舌质红，苔黄腻，脉弦滑。诊断为炎性外痔。此乃湿热下注，肛络瘀阻。治宜清热利湿，活血消肿，通络止痛。予痔浴液熏洗坐浴。上药分 2 次熬沸，去渣取汁 600ml 备用。治疗时取汁 300ml，加温开水稀释至 1500ml，先熏洗后坐浴，每次 15～20 分钟，每日 2 次。次日肿痛已减大半，继续治疗 3 天，诸症皆瘥，痔核消失。

【按语】

炎性外痔是以肛缘发炎、充血、水肿、疼痛、湿痒为临床表现的一种痔病。其发病机制主要由于饮食不节，嗜食辛辣醇酒厚味，湿热内生，下注肛门，以及久坐久蹲，负重远行，便秘努责，妊娠生育，以致血行不畅，气血瘀积，湿热与气血相搏结，筋脉阻滞，结聚不散而成。故治疗应以清热利湿，消肿止痛为原则。痔浴液中大黄、黄连、苦参清热解毒，利湿消肿，有抗菌消炎的作用；芒硝味咸性寒，助上三药清泻火毒，并有软坚散结之功；五倍子酸涩，含大量鞣酸，功擅收湿止痒，可使炎症创面组织蛋白凝固，分泌物减少；姜黄行血中之气，乳香化血中之瘀，两药相辅相成，以起活血镇痛之效；细辛辛香走窜，《本草正义》言其"善开结气，宣泄郁滞，内之宣脉络而疏通百节，外之行空窍而直达肌肤"。全方配伍精当，药切病机，故可使湿热除、气血行、筋脉通、肿痛止，从而达到消核缩痔之治疗目的。

中药坐浴是治疗肛肠疾病的传统疗法，如《外科启玄·明疮疡宜渐浴洗论》曰："凡治疮肿，初起一二日之间，宜药煎汤洗浴熏蒸，不过取其开通腠理，血脉调活，使无凝滞之意，免其痛苦，亦消毒耳。"坐浴时借药力和热力直接作用于病变局部，湿润蒸腾的热气可使肛门括约肌松弛，皮肤温度升高，毛孔开放，微小血管扩张，血液和淋巴循环加快，痔静脉、淋巴管回流畅通，药液中的有效成分就容易透过皮肤和创面组织吸收，进而发挥最佳的治疗效应。痔浴液的良好疗效显示了中药坐浴治疗肛肠疾病所具有的独特优势和广阔的开发应用前景。

五倍子汤

【方源】

明·陈文治《疡科选粹》。

【组成】

大黄 30g，五倍子 30g，朴硝 30g，桑寄生 30g，赤芍 30g，荆芥 30g，莲房 30g，鱼腥草 30g。水煎，熏洗坐浴。

【功效】

消肿止痛，收敛止血。

【验案】

吴某，男，38 岁，教师。患者因肛门部疼痛伴异物感于 1992 年 6 月 3 日就诊，大便稍硬，1 日 1 次，无出血，以往无类似病史，发病前两天曾发热 39℃。局部检查：肛门左前、左后缘各有一枚约核桃大小的肿块，水肿明显，肿块局部呈紫暗色，触痛。诊为血栓性外痔，予加味五倍子汤熏洗。每剂加水 3000ml，煎开后再煎 15 分钟，将药汁倒入盆中，趁热先熏肛门，待药温稍低后进行肛门坐浴，药汁凉了可掺入开水再坐浴，每次熏洗 15 分钟，但首剂中药熏洗时间要求达到 30 分钟，早、晚各 1 次，每日 1 剂，熏洗后再将清凉膏（含当归、

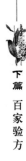

紫竹、麻油）外敷在血栓性外痔上，待下次熏洗时取下。1 周后复诊，肿块疼痛及异物感消失，血栓完全消散。

【按语】

血栓性外痔是较为常见的肛门疾病，痛苦较大，治疗大多予抗炎消肿后进行血栓的摘除术。医者以加味五倍子汤熏洗后外敷清凉膏，收到满意的效果。五倍子汤为《疡科选粹》中的方剂，具有消肿止痛、收敛止血的功效，在临床上被广泛应用。具有清热解毒、祛瘀消肿功效的清凉膏常用在疮疡初期，具有消散的功能。医者根据血栓性外痔的病理特点，在五倍子汤中加用大黄、赤芍、鱼腥草 3 味药，使原方活血祛瘀、消肿止痛的功效更具力度。另外，根据医者对 39 例血栓性外痔患者的治疗分析，本方法对于病程在 1 周以内的病人都能达到治愈的目的，对于病程超过 1 周的病例则疗效较差，血栓不能完全吸收，这可能与血栓周围包膜形成有关。

活血消肿汤

【方源】

《自拟活血消肿汤治疗血栓性外痔 136 例临床观察》［秦华，宋鹏飞，王鹏．中国社区医师，2006，22（12）：43］。

【组成】

秦艽 15g，防风 15g，桃仁 15g，红花 15g，三七 15g，银花 20g，连翘 20g，川椒 12g，艾叶 12g。水煎，熏洗坐浴。

【功效】

活血消肿止痛，清热利湿。

【验案】

共治疗血栓性外痔136例，男性89例，女性47例；年龄17~63岁，平均31岁；单痔核117例，半环或环形痔19例；合并感染者53例，有便秘史者74例，妊娠期始患病者29例，久坐者85例。主要临床表现为肛周不适、瘙痒，在发病初期1~3天或合并感染时，有剧烈疼痛、坐卧不宁、行动不便等症状。在膝胸位或截石位视诊时见肛缘瘀血状肿块。所有患者均采用自拟的活血消肿汤肛周熏洗治疗，将上述方药用适量水煎至500ml，不去渣，坐浴，先熏后洗，每日1剂，共3次，每次30分钟。首次煎好后即可用，第2、3次取该药烧沸即用。连续用药5~7天，最长12天，对合并感染者辅以止痛、抗感染等综合治疗。随访3个月至5年。

结果：治愈（痔核消失，症状消失）98例；好转（痔核缩小，症状明显缓解）36例；效果差（痔核稍缩小或未缩小，症状无明显缓解）2例，其中1例长期反复发作，痔核感染引起局部组织纤维增生、硬化，形成结节，间断用药20天，仍反复发作，后经手术切除治愈。通过临床观察统计其总有效率为98.5%。

【按语】

目前对痔的治疗方法包括非手术和手术治疗。学术界普遍认为应遵循无症状的痔无需治疗、有症状的痔无需根治及保守治疗为主的原则。医者采用自拟的活血消肿汤治疗血栓性外痔，遵循上述原则。中医认为，痔的病机多为饮食不节，过食辛辣，酒色过度，湿热内生，下注大肠；或久坐久立，负重远行，便秘，妊娠，引起阴阳不和，气血纵横，瘀血流注肛门；

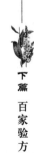

或情志失调，内蕴热毒，以致气血壅滞，结聚肛门，冲突为痔；或外邪下注肛门所致。本方取秦艽、防风祛风除湿止痛，桃仁活血祛瘀、润肠通便，红花活血消肿，三七化瘀止血、活血定痛，银花、连翘清热解毒散结，川椒、艾叶止痛。诸药合用，有活血消肿止痛、清热利湿之功效，切中病机。本方煎剂熏洗坐浴，既改善了肛周局部的血液循环，活血消肿止痛，又具有抗感染的作用。该法简便易行，患者可自行用药，一般不需要口服药物等其他治疗。

在治疗的同时，医生应指导患者培养良好的饮食习惯，改变不良的排便习惯，预防便秘；久坐职业者应鼓励多活动，减少坐位时间，对巩固疗效大有裨益。但应注意：对于妊娠妇女，该方慎用；对于反复感染痔核而形成结节的患者，该治疗方法无效，不要一味地进行保守治疗，应尽早手术。

洗痔肿痛方

【方源】

明·陈实功《外科正宗》。

【组成】

鱼腥草 30g，马齿苋 30g，苦楝根 30g，朴硝 30g，瓦楞花 30g。水煎，先熏后洗，治疗期间忌食辛辣之物。

加减：水肿明显加明矾 15g；疼痛明显加黄柏 15g，苦参 9g，紫荆皮 15g。

【功效】

消肿止痛，软坚润燥。

【验案】

赵某，女，36 岁，1998 年 5 月 18 日初诊。肛门部痒、热、灼痛 1 月余，大便后疼痛加剧，且伴少量出血，大便干结不畅，日行 1 次。检查：截石位 6 点肛裂，炎性外痔。诊为肛裂、炎性外痔。治拟清热利湿，软坚润燥。选用洗痔肿痛方，将上药同置 2000ml 水中煎至 1000ml，每次取药汁 500ml，加热水 500ml，先熏后洗患部 15 分钟，每日早、晚各 1 次。用药 3 剂，肛门部痒、热、灼痛减轻，继续用至 10 剂，肛裂修复，炎性外痔完全消退。嘱其保持大便通畅，便后坐浴。随访半年，未见复发。

【按语】

外痔是痔疾中的一种常见病、多发病，一般都用手术切除等外治法而取速效。医者认为，外痔患者病程不同，病程短者易疗，而病程长者不易治，尤其是炎性外痔，或结缔组织性外痔等更难取速效。中医学对肛门疾病的病因病机早就有诸多精辟阐述，痔的成因无外乎"湿热下注、肠风脏毒、肠澼瘀结"等方面。医者抓住痔的成因，用洗痔肿痛方加味煎汤熏洗，通过本组病例观察，均属有效。洗痔肿痛方源于《外科正宗》，为治诸痔肿痛的熏洗方。处方组成为：鱼腥草、马齿苋、苦楝根、朴硝、瓦楞花。陈实功谓此方可治"诸痔肿痛等症"。方中鱼腥草、马齿苋泻热解毒，散血消肿，此两味现代药理证明又有抑菌、抗菌之作用；苦楝根清热利湿；朴硝为矿物芒硝经加工而得的粗制结晶，既能润燥软坚而通便，又能泻火消肿以除痛；又配瓦楞花消肿、收敛，五药相合，共奏消肿止痛、软坚润燥之功。

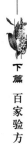

此为古代验方，现代临床用之甚少。近年来，随着中药药理的深入研究和临床反复探索，医者根据本方的药理作用，以本方为主，随证加味，灵活化裁，用于外痔肿痛者，多获良效。

本方对静脉曲张性外痔、炎性外痔、结缔组织外痔、痔嵌顿、肛裂并发哨兵痔发作期等多种肛门病有明显的疗效。经临床观察，根据不同的病症，随证分别加以苦参、川柏、紫荆皮、五倍子等清热收敛药，则疗效更佳。在常见的肛门部疾病中，主要症状多为疼痛、出血等，为保护肛门功能，一般肛门部不宜施行较大范围的手术，又对某些因种种客观原因而不能接受手术治疗的患者，本方可在不手术的情况下，对多种肛门疾病进行治疗，并有显效。但是，某些纤维化结缔组织之类的病灶，如要去除，仍须考虑手术。本方为师古用药之法，药味精当，疗效确切。如能结合剂型改革用于临床，将更能方便于病家。

中药袋泡熏洗剂

【方源】

《中药袋泡熏洗剂治疗炎性外痔 100 例》［刘燕湘，马尊，周芳，等．辽宁中医杂志，2006，33（8）：981］。

【组成】

大黄 30g，苦参 30g，五倍子 20g，枯矾 30g，鱼腥草 30g，川椒 20g，赤芍 10g，白芷 10g，冰片 1g，侧柏叶 20g，月桂醇硫酸钠 1g。开水冲泡熏洗。

制作方法：按照特殊工艺，将上药粉碎过筛，混合均匀，分三等份，用桑皮纸包封，另加带有锡箔内衬的塑料袋包装。

【功效】

清热燥湿，活血化瘀，消肿止痛，收敛止血。

【验案】

贺某，女，40 岁，因肛门红肿、疼痛、异物感，排便后疼痛持续加剧来诊。检查：肛门后位肛缘皮肤突起，约 1cm×1.2cm×1.2cm，表面红肿光亮，触痛明显，活动时加剧并呈持续状态。诊断：炎性外痔。治疗：用中药袋泡熏洗剂，用 2000ml 滚沸开水冲泡中药袋泡熏洗剂一小包，立即利用蒸气熏洗患处局部，待水温降至 40℃时，浸泡坐浴，或用毛巾或纱布蘸药液洗患处，洗毕擦干即可，并嘱患者按揉局部肿块，每日排空大便后熏洗 2 次，每次 20～30 分钟。连续使用 7 天，症状、痔核消失，临床治愈。

【按语】

痔是直肠末端黏膜下和肛管皮下的静脉丛扩大曲张所形成的静脉团。中医古籍的痔病理论中指出，痔的发病机理为感受风燥、湿热诸邪，血热异行导致出血，或气血下坠结聚肛门，气滞血瘀，导致肿胀疼痛。西医理论认为，痔的成因是由于肛门静脉壁的薄弱，失去正常的弹性，兼之饮食不节，燥火内生，压迫大肠，以及久坐负重、远行等，致血行不畅，血液瘀积，结滞不散而成。对于炎性外痔的治疗，大致可分为手术疗法和保守疗法两种，手术治疗主要有外痔切除术、结扎术等，但存在操作繁琐、出血多、痛苦大、疗程长等问题。保守疗法以外治法为主，多采用 1:5000 高锰酸钾液熏洗坐浴或中药熏洗治疗，中药熏洗法是我国的传统疗法，熏洗法可以使药物直接作用于

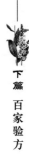

病变部位而发挥药理作用，已成为治疗炎性外痔的主要手段。中药袋泡熏洗剂组方是根据古代医著熏洗方中出现较多的几味中药，汲取现代透皮促进技术，结合临床疗效不断改良而成，治疗以清热利湿、消肿止痛、凉血收敛、止血为要，医者采取自身前后对照、组间对照，对中药袋泡熏洗剂的疗效进行肯定。

中药熏洗剂治疗肛门疾病，古籍中记载很多，如《疡医大全》记有"大黄、朴硝熏洗诸痔之效"。《妇人良方》记有"用五倍子、白矾煎汤熏洗肠脱"。中药袋泡熏洗剂组方中，以大黄、苦参清热祛湿，解毒消肿；白矾（以枯矾为佳）收湿定痛；鱼腥草清热解毒，活血消肿；五倍子收敛固涩，燥湿杀虫，祛风止痒，敛疮生肌；赤芍、侧柏叶凉血止血；白芷、川椒解痉止痛，少佐冰片清热止痛，取其芳香开窍、散发之功能；再加上透皮促进剂——月桂醇硫酸钠，能显著提高生物利用度，增加疗效。全方共奏清热燥湿、活血化瘀、消肿止痛、收敛止血之功。中药袋泡熏洗剂的部分药物易挥发，加之透皮促进剂能显著提高药物的吸收率，药物集中在皮肤病灶部位，透入剂量大，通过热和药物的作用，使气血运行通畅，能迅速缓解痉挛的括约肌，改善肛门局部的血液和淋巴回流，有利于炎症水肿的吸收，达到迅速止痛、消肿的目的。尤其对炎性外痔疗效显著，而且剂型独特、使用方便、疗效确切、不良反应少、免除手术之苦，值得推广。

棱莪乳没汤

【方源】

《中药坐浴治疗血栓性外痔的疗效观察》［张学义．北京中医药，2008，21（7）：545－546］。

【组成】

三棱 30g，莪术 30g，乳香 15g，没药 15g，大黄 30g，羌活 30g，川芎 30g，细辛 30g。水煎，先熏洗后坐浴。

【功效】

活血化瘀，消炎止痛。

【验案】

治疗 74 例患者，男性 45 例，女性 29 例；年龄最小 9 岁，最大 77 岁，平均年龄 41.36 岁；病程 1~3 天 24 例，4 天以上 50 例。西医诊断标准：参照全国高等医药院校试用教材《外科学》中"外痔血栓形成"的诊断标准，即"患者肛门部突然剧痛，并出现一突出的暗紫色的圆形肿块，与周围分界清楚，稍触碰即引起疼痛；排便、坐下、走路甚至咳嗽等动作，均可加重疼痛。"中医诊断标准：参照北京市中医药管理局及北京中医协会组织编写的《北京地区中医常见病证诊疗常规》中外痔的诊断标准，即"肛缘肿物突起，其色暗紫，疼痛剧烈难忍，肛门坠胀"等。排除炎性外痔、血管肿型外痔、结缔组织外痔、混合痔嵌顿等其他痔病病例。

治疗方法：所有患者均予棱莪乳没汤熏洗治疗。每日 1 剂，水煎 2 遍，煎出药液 800ml 左右，倒入盆中趁热先熏蒸肛门，待药液温度适合时再坐入盆中。每日 1 次。整个过程约 30 分钟。用药 3 天后进行复查，并记录用药后肛门疼痛减轻的程度和肛门肿块消肿的程度。

结果：按照《中药新药临床研究指导原则》关于治疗痔疗效判定的标准。74 例中，痊愈（疼痛及肛门异物感和坠胀感消失，肿大的痔基本消失）56 例，占 75.6%；有效（疼痛及肛门异物感和坠胀感明显减轻，肿大的痔缩小 2/3 以上，残存的痔触之柔软，基本无触痛）18 例，占 24.4%；无效（疼痛无明显改善，肛门异物感和坠胀感无明显好转，肿大的痔缩小不足 1/2）0 例。总有效率为 100%。

【按语】

血栓性外痔是在致病因素的作用下，肛缘血管扩张，血液滞留于内并迅速形成血栓而致。所以，外观可见肛缘血栓形成处肿起成块，肉眼可见皮下有黑色的血栓，小的如黄豆粒，大者如蚕豆，可以多个血栓粘连在一起。由于血液凝固后产生的含铁血黄素刺激其周围组织产生炎症，故而出现肛门疼痛甚至是剧痛的症状。血栓性外痔使患者行动不便，寝食难安，严重影响了患者正常的日常生活。患者就诊都希望迅速排除痛苦，因此，治疗血栓性外痔的第一要义是止痛。

根据中医理论，血栓性外痔是由于肛门某处浮络或孙络有瘀血，阻断了气血在该处的正常流通，造成"不通则痛"。医者自拟棱莪乳没汤以活血化瘀药物为主。其中，三棱、莪术、乳香、没药、川芎是活血化瘀之佳品；大黄虽是传统的泻下药，但现代药理研究证实，它有较强的抗菌、抗感染作用；羌活和细辛属于祛风药，但治风可以活血，另外，羌活和细辛辛香走窜，有较强的止痛作用。棱莪乳没汤的功能是活血化瘀，消炎止痛，验之临床对血栓性外痔的疗效明显。

肛疾灵洗剂

【方源】

《肛疾灵洗剂治疗妊娠期血栓性外痔的临床观察》〔刘全

芳. 广东医学, 2005, 26 (3): 375]。

【组成】

大黄 30g, 芒硝 30g, 苦参 15g, 枯矾 15g。水煎, 先熏洗后坐浴。

【功效】

清热解毒, 燥湿去腐。

【验案】

85 例患者均为女性, 年龄 21 ~ 35 岁, 平均 (24.6 ± 5.2) 岁; 妊娠时间 10 ~ 37 周, 平均 (31.6 ± 9.6) 周; 发病前均有程度不同的便秘存在; 均为初次发病, 病程 3 ~ 52 小时, 平均 (31.4 ± 9.5) 小时; 表现为肛周疼痛性肿块; 体检齿线下肛周肿块直径 1.2 ~ 3.5cm, 平均 (2.5 ± 0.7) cm; 为单发性、类圆、触痛性、暗红色肿块, 呈各个时点散在性分布; 均存在不同程度的内痔, 无肛裂及脱肛。所有患者除采用肛疾灵洗剂熏洗坐浴治疗外, 未接受其他处理。

治疗方法: 采用中药肛疾灵进行治疗。煎药液 2000ml (亦可制成粉状开水浸泡剂), 先熏洗后坐浴 15 分钟。每天 1 剂, 早、晚各 1 次。85 例患者中, 疗程 2、4、6、8、10 天好转 (疼痛症状减轻及肛周肿块缩小) 和治愈 (疼痛症状及肛周肿块消失) 者分别为 18、41、19、5、1 例; 其中治愈 79 例, 好转 5 例, 无效 1 例, 治愈率为 93%, 有效率为 99%。

【按语】

妊娠期妇女因其独特的生理性改变, 加之饮食和活动失衡, 容易发生和加重各种痔病, 但由于恐惧药物和麻醉对胎儿

171

下篇 百家验方

的不良反应，除传统的熏洗和坐浴疗法外，患者不愿接受其他有效治疗。肛疾灵洗剂为中药制剂，其作用机制为：①清热解毒、行气破瘀、消肿止痛：痔肿痛，中医学认为多由于湿热毒邪蕴结肛门，导致气血瘀滞，经络阻隔所致。本方由清热解毒、行气破瘀、消肿定痛及燥湿功效的大黄、芒硝、苦参、枯矾组成，从而达到减轻肛门括约肌痉挛，使肛门松弛，促进局部炎症和肿胀的消退及吸收，疼痛自止的目的。②生肌收敛：中医学认为痔的糜烂坏死多由于湿热蕴结，气血瘀滞，久之腐败所致。本方可清热解毒，燥湿去腐，抑菌消炎，达到腐去新生，促进创口愈合之目的。③祛风燥湿、杀虫止痒：痔患者的湿疹及瘙痒，中医学认为是由于风、湿、热浸淫皮肤，蕴结不散所致。该方尚具有祛风燥湿、杀虫止痒的作用。研究表明，中药肛疾灵洗剂治疗妊娠期血栓性外痔疗效显著，具有一定的临床推广应用价值。

散瘀止痛汤

【方源】

《散瘀止痛汤坐浴治疗痔肿痛 140 例》［沈海良．中医外治杂志，1994，（4）：21］。

【组成】

鹅不食草 30g，苦参 15g，鱼腥草 15g，黄柏 15g，槐角 15g，赤芍 15g，黄芩 12g，地榆炭 9g，生甘草 6g。水煎，先熏洗后坐浴。

【功效】

散瘀止痛，清热止血。

【验案】

郑某，女，46 岁，教师，1989 年 4 月 15 月初诊。患痔 5 年余，3 年前已手术治疗，术后半年复发。今走、坐均自觉肛门处有异物感，兼有胀痛，排便时疼痛剧烈，有破溃出血，甚至近日每咳嗽亦加重。检查：截石位 11 点见一痔核，表面破溃，肿胀充血甚，呈暗紫色，触痛明显。诊断：血栓性外痔。予以散瘀止痛汤治疗。将上药煎熬 2 次，加在一起，兑入 1000ml 沸水。先熏洗，后坐浴，每次 30 分钟，每日早、晚各 1 次，2 天后再如法另煎。6 天为 1 疗程。治疗 1 个疗程后，患者局部肿痛消止，随访半年无复发。

【按语】

痔是直肠下端黏膜下或肛周皮下的静脉丛发生扩大曲张所形成的静脉团。按中医理论，血瘀导致气滞，瘀滞郁而化热，"不通则痛"，热又迫血妄行，故民间有"十人九痔"之说。

医者自拟散瘀止痛汤中，君药鹅不食草为菊科石胡荽，属植物的带花全草，具有通窍散寒、散瘀消肿之功效，鱼腥草、黄芩、黄柏、苦参、赤芍清热消肿，槐角、地榆炭清热止血，生甘草调和诸药，共奏散瘀止痛、清热止血之功。

柏矾煎剂

【方源】

《外治验方三则》〔牟会玉，杨百志，杨发祥．中医外治杂志，2007，16（6）：63〕。

【组成】

侧柏叶 90g，白矾 30g。水煎熏洗。

【功效】

清热燥湿，凉血止痛。

【验案】

董某，女，30 岁，因患痔疼痛出血 4 天于 2002 年 3 月来诊。据症予以柏矾煎剂，上药水煎，先熏后洗，每次 30 ~ 40 分钟，每天 1 ~ 2 次。次日症状明显减轻，5 天后治愈，随访 2 年未复发。

【按语】

痔的病因病机多与湿热血郁有关。柏矾煎剂中，侧柏叶苦、涩，微寒，归肺、肝、脾经，有清热凉血止血之功效，为治疗各种出血的要药。《本草汇言》中记载："侧柏叶，止流血，祛风湿之药。凡吐血、衄血、崩血、便血，血热流溢于经络者，捣汁服之立止。"《名医别录》谓："主吐血、衄血、痢血、崩中赤白。轻身益气，令人耐寒暑，去湿痹，生肌。"并且实验证明，其对肺炎双球菌、金黄色葡萄球菌、白色葡萄球菌、宋内痢疾杆菌等有较明显的抑制作用。白矾味酸，性寒，入肺、脾、胃、大肠经，有收敛燥湿止血之功。《医学入门》称白矾可"治耳卒肿出脓，目赤，目翳，胬肉，口舌生疮，牙齿肿痛出血，历久碎坏欲尽，急喉风痹，心肺烦热，风涎壅盛，作渴泻痢"。两药在治疗痔时配伍应用，清热燥湿、凉血止痛之功尽显，不失为一个简便易得、疗效可靠的好方子。

痔洗液

【方源】

《自拟痔洗液加马应龙麝香痔膏治疗Ⅰ、Ⅱ期内痔 100

例》［肖兴勇．中医外治杂志，2008，17（3）：42－43］。

【组成】

苦参30g，黄柏15g，银花20g，连翘10g，生大黄15g，土茯苓15g，蒲公英15g，防风10g，地榆15g，仙鹤草30g，玄参10g，槐角15g，生甘草15g，五倍子15g，石榴皮15g。水煎，先熏后洗，再坐浴。

【功效】

清热解毒利湿，疏风凉血止血。

【验案】

刘某，男，42岁，长途汽车驾驶员。主诉：便时出血，肿物脱出，反复发作7年，复发3天。诊前曾自购消炎止血药口服3天，无效。患者经常开夜车，平素饮食随意，常吃方便面、饼干一类，大便3～4天1次，不饮酒，喜抽烟（每日2包）。症见：大便时带血，血色鲜红，或点滴而出，或大便表面带血，并有肿物脱出，便后一段时间可自行还纳，还纳前肛门疼痛不适，伴有肛门湿痒。指检见肛门外无异常，肛门左侧、右后侧有柔软囊状物，肛镜下膝胸位5点、9点齿状线处可见约拇指大小的粉红色囊状突起，充血。

诊为Ⅱ期内痔。给予痔洗液3剂，将上药用纱布包裹，加水3000ml，入金属盆，先用武火煎沸，改文火煎20分钟，以药汁先熏后洗，再坐浴30分钟，用小纱布边洗边揉肛周。浴后将马应龙麝香痔膏挤入肛内约2～5ml，每日早、晚各1次，连用7天。7天后复诊，述用药3天后便血及肿物脱出症状消失，瘙痒症状明显改善，查痔核已明显缩小。再用痔洗液、马

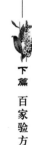

应龙麝香痔膏 1 个疗程以巩固疗效。嘱其多饮水，多食高纤维食物，保持良好的大便习惯（1～2 天 1 次），避免熬夜。随访1 年未见复发。

【按语】

痔是直肠下端的唇状肉赘或称肛垫，是每人皆有的正常结构，肛垫的病理性肥大即为痔病。其常见的发病因素有风、湿、燥、热等外邪，常因饮食不节、起居不慎、情志内伤、房劳过度等而引发。内痔的临床表现概括起来，无外乎便血、疼痛、脱出、水肿、便秘等症。内痔的辨证主要是肠风脏毒、湿热下注、湿瘀交结、血溢脉外。其治疗的目的，就是解除其主要症状。治疗原因就是解除痔的症状较改变痔体大小更有意义。

痔洗液方中，苦参、黄柏清热利湿；银花、连翘、土茯苓、蒲公英、玄参、生甘草清热解毒；生大黄、地榆、仙鹤草、槐角凉血止血；防风疏风利湿。全方共奏清热解毒利湿、疏风凉血止血之效，用之以熏洗坐浴可使药力和热力直达病所，其法早在汉代的《五十二病方》中就有记载。《医宗金鉴》说："洗有荡涤之功，涤洗则气血自然舒畅，其毒易于溃腐，而无壅滞也。"其原理：一是通过药物的不同配合而发挥治疗作用，熏洗过程中，药物直接作用于病变局部，药物的部分有效成分可透过皮肤或创面的肉芽组织而发挥药效；二是温热蒸气和药液的熏洗使局部气血经络得到温通，促进局部血运，增强局部组织的抗病能力，使局部功能改善和恢复；三是可保持局部清洁，达到控制病变，减少不良刺激，促进创面修复愈合的目的。

现代药理研究证实，痔洗液方中苦参、黄柏、蒲公英、连翘等均有抗炎抑菌的作用。苦参的主要成分为苦参碱，有明显的抗炎、抗病原微生物作用；黄柏的主要成分为小檗碱，具有明显的抗炎、抗真菌、抗滴虫作用；蒲公英有抗菌作用，对金黄色葡萄球菌、大肠杆菌有抑制作用，可用于多种感染疾病；连翘有广谱抗菌作用，对多种革兰阳性菌和革兰阴性菌均有抑制作用；大黄除抗菌外，还能提高血浆渗透压，使组织水分向血管内转移，解除微循环障碍。外用熏洗药能使药力直达病所，可迅速消除或减轻症状和改善痔的形态，起到良好的治疗作用。

肿痛消洗剂

【方源】

《肿痛消洗剂治疗痔 143 例》［王成敬，丰培学．中医外治杂志，2001，10（6）：44－45］。

【组成】

苍术 30g，黄柏 18g，赤芍 15g，大黄 18g。水煎，局部熏洗。

【功效】

清利湿热，解毒活血，消肿止痛。

【验案】

黄某，女，43 岁，1999 年 4 月 17 日就诊。患者自诉从 20 岁起，每年春、秋季节大便秘结，便时及便后出鲜血，口服痔根断片，外用痔栓能缓解。近来大便时带血 2 月余，口服、外用各种药物疗效差，自觉头晕，周身乏力，舌质淡红，苔薄黄

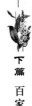

腻，脉滑数。查肛门有混合痔，内痔核呈花生米大小。采用肿痛消洗剂熏洗，将上述诸药混合，用纱布装袋，加温水浸泡20分钟，文火煎沸 10～15 分钟，药液煎好后，先熏后洗肛门痔处。还要将药液洗到内痔核上，每次熏洗 20 分钟，每日早、晚各 1 次。用药后第 1 天疼痛减轻，未见出血，连用 7 天，内外痔核消失，随访至今未复发。

【按语】

痔的发生，多因患者平素嗜食辛辣、煎炸、肥甘厚腻之品，致使脾胃湿热内蕴，下注肛肠，壅阻肛肠脉络，气血凝滞，筋脉横解所致。故治宜清利湿热，行气活血，清热解毒。方中苍术辛苦性温，辛能醒脾，苦能燥湿；黄柏苦寒走下，苦能燥湿，寒能清热，二者相配能醒脾化湿，清利湿热。苍术作用偏于中焦；黄柏偏于下焦，故对中焦湿热下注下焦所致的痔具有良好的治疗作用。佐以大黄清热利湿，解毒活血；配以赤芍行血以清热凉血，消肿止痛。全方具有清利湿热、活血止痛、清热解毒之功。临床应用证明，该药可祛除下焦湿热邪毒，消除局部肿胀疼痛及出血，增强肛门肌肉收缩，故对于痔有较好的疗效。该药不仅可直接作用于肛门痔处，发挥凉血止血、消肿止痛的作用，而且部分药液还通过直肠黏膜吸收入血，以清泻血分、脏腑之湿热毒邪，使脏腑阴阳平衡，血分不热不燥，从而达到治疗的目的。其方法简便，药源广，值得临床推广使用。

硝矾五倍乌头汤

【方源】

《硝矾五倍乌头汤临床应用总结》〔王关键．实用中医药杂志，2003，19（7）：380]。

【组成】

芒硝 15g，五倍子 15g，黄柏 15g，大黄 15g，枯矾 10g，川乌 10g，草乌 10g。水煎，先熏后洗。

加减：出血者重用五倍子、枯矾；单纯性外痔痛甚重用川乌、草乌；内痔脱出嵌顿加升麻 20g；红肿较甚加银花 15g，连翘 18g，蒲公英 30g；肛门瘙痒加苦参 20g，川椒 15g。

【功效】

清热解毒，消肿止痛，收敛止血，杀虫止痒。

【验案】

患者 154 例，其中男性 91 例，女性 63 例；年龄最大 75 岁，最小 13 岁；病程最长 45 年，最短 5 天。其中，内痔脱出嵌顿 13 例，炎性混合痔伴便血 42 例，炎性单纯性外痔 69 例，肛门瘙痒症 30 例。所有患者均以硝矾五倍乌头汤治疗，将诸药放入锅内煎煮 30 分钟，取汁 800 ~ 1000ml，先熏后洗患处 15 ~ 20 分钟，每日早、晚各 1 次。每日 1 剂，5 天为 1 个疗程。治疗 4 个疗程后统计疗效。治疗结果：显效（症状消失，无出血，镜检痔核缩小或消失，黏膜及肛缘皮肤正常）140 例；有效（症状减轻，出血极少或不出血，痔核缩小，黏膜及肛缘皮肤基本正常）12 例；无效（症状及体征与治疗前无变化）2 例。总有效率为 98.7%。

【按语】

硝矾五倍乌头汤中，芒硝清热消肿，含水硫酸钠、氯化钠溶解于水后形成高渗盐溶液，有消水肿之效；枯矾收敛止血；

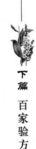

下篇 百家验方

179

五倍子含大量鞣酸，可使皮肤黏膜的组织蛋白凝固收敛，血液凝固而起止血作用；川芎、草乌对黏膜及皮肤感觉神经末梢有先兴奋后麻痹的作用，因而可缓解疼痛和瘙痒；黄柏泻火解毒，对血小板有保护作用，能促进皮下溢血吸收；大黄泻热活血祛瘀，可协同黄柏清热消肿，并有抑菌作用。内痔嵌顿者加升麻升举阳气，能缓解肠肌弛缓和肛门括约肌麻痹；肛门部位红肿甚者加银花、连翘、蒲公英，以加强清热解毒之功；肛门瘙痒者加苦参、川椒，可杀虫止痒。全方可清热解毒、消肿止痛、收敛止血、杀虫止痒，方证合拍，故疗效满意。

止痛消痔汤

【方源】

《止痛消痔汤灌肛治疗内痔52例》[尹旭君，尹浩，张德秀. 实用乡村医生杂志，1997，4（3）：31]。

【组成】

秦艽15g，桃仁15g，皂角刺15g，苍术10g，防风10g，黄柏7.5g，当归尾5g，泽泻5g，槟榔1.5g，熟大黄18g，蒲公英30g，虎杖30g，紫草10g，槐米15g。水煎灌肛。

【功效】

清热解毒利湿，活血消肿止痛。

【验案】

全部患者均为经肛门镜检查确诊的门诊患者，共52例。其中男性28例，女性24例；病程I期者8例，II期者28例，III期者16例；年龄30~40岁5例，41~50岁23例，51岁以上24例。所有患者均予止痛消痔汤灌肛治疗。将诸药水煎2

次，药液约 400ml，去渣，待药液略温倒入吊桶内。令患者侧卧或膝胸位，头位放低，臀位抬高。当吊桶胶管插入肛门约5cm 后，将吊桶提高，待药液流尽后，用纱布或卫生纸压迫肛门，缓缓抽出胶管，令患者卧 30 分钟后再坐起或行走。隔 1日灌肠 1 次，10 次为 1 疗程。

参照 1975 年全国肛肠外科会议有关痔、肛瘘、肛裂和直肠脱垂的诊断与疗效观察标准。痊愈：症状（便血、脱出或疼痛）消失，检查痔已消失。好转：治疗后症状明显改善，检查痔已明显缩小。无效：症状及形态治疗前后无变化。结果：灌肠 3 次痊愈者 12 例，7 次痊愈者 27 例，10 次痊愈者 5例。好转 5 例，无效 3 例。治愈率为 84.6%，好转率为9.6%，总有效率为 94.23%。

【按语】

止痛消痔汤的药物组成以《医宗金鉴》中的止痛如神汤为基础，原量扩大 3 倍。止痛如神汤原方能清热燥湿，化瘀止痛，其治疗内痔的止痛效果可，但消痔效果不理想，所以将原方加大剂量，再配清热解毒利湿、凉血止血药为伍，疗效倍增。采取灌肠疗法的好处有二：一是免除患者服药之苦，二是药物直接收效。疗效的高低与年龄和病程有很大的关系。中青年Ⅰ、Ⅱ期效果颇佳，老年Ⅲ期再有并发症者疗效较差。在治疗期间，嘱患者禁食辛辣、油炸煎熬之物，多食纤维类蔬菜，房事有节，坐立有时。

归防五倍子汤

【方源】

《归防五倍子熏浴治疗内痔嵌顿水肿 52 例》〔徐和．中医外治杂志，2000，9（1）：9]。

【组成】

当归 100g，五倍子 30g，防风 50g。水煎，熏洗坐浴。

【功效】

活血化瘀，收敛固涩，胜湿止痛。

【验案】

陈某，男，48 岁，患内外痔及混合痔 20 余年。行部分外痔及混合痔结扎术，术后第 1 天未结扎的内痔翻出，多次复位失败，痔核嵌顿水肿，大如鸡蛋，色紫暗，疼痛难忍，烦躁不安，难以入睡，触之疼痛加剧。诊断为内痔嵌顿水肿。治疗以归防五倍子煎剂局部熏浴，3 味共煎沸 30 分钟后，过滤，取 2000ml 左右，盛在浴盆内先熏 15 分钟，待药液温度适宜后再坐浴 10~15 分钟即可。每日 1 剂，1 日 3 次。治疗 1 次后疼痛明显减轻，自然入睡。治疗 4 次后水肿明显消退，症状改善。连用 3 剂，嵌顿水肿消失 1/2 左右，可手法复位，投药 6 剂，嵌顿内痔自收复位。

【按语】

《医宗金鉴》指出："痔形名亦多般，不外风湿燥热源。"由此可见，风、湿、燥、热四气，是其主要发病因素，气血虚损，阴阳失调是内因。气为血之帅，血为气之母，气行则血行，气虚则血瘀，血瘀则气滞，血虚气不足，气血虚损，则四气相合，乘虚而入而发病。这些因素，有时单独致病，有时相合而成。故治疗上以活血化瘀、收敛固涩、胜湿止痛为主，用归防五倍子煎剂局部熏浴治疗，方中当归补血活血，五倍子收敛固涩，防风胜湿止痛。三药合用，可使肿消痛止，脱出嵌顿之痔得以复位。另外，治疗期间嘱患者宜多平卧，症状减轻后可适当活动。此法经济简便，值得一试。

消痔散

【方源】

《消痔散熏洗治疗痔临床观察》［张德放，陈雷，邱维彬．辽宁中医杂志，2002，29（12）：730］。

【组成】

金钱草20g，黄柏10g，玄明粉5g，明矾5g，乳香5g，金银花10g，皂刺5g。水煎熏洗。

【功效】

清热利湿，消肿止痛。

【验案】

共治疗185例患者，其中男性142例，女性43例，均具有肿胀疼痛明显的临床症状。治疗方法：坐浴法。予自制消痔散，将上药水煎成150ml倒入浴盆中，加3倍开水，先熏后洗，每次15~20分钟，每日2~3次。5天为1个疗程。治疗结果：连续治疗1个疗程判断疗效。显效：肿痛症状消失，痔核消失或萎缩，为121例。有效：肿痛症状明显减轻，痔核缩小，为62例。无效：痔症状无变化，为2例。总有效率为98.8%。

【按语】

痔为多发病、常见病。急症期治疗目的只是消除不适症

下篇　百家验方

183

状，治疗方面趋向于保守疗法，目前多以中草药煎煮外洗，临床应用有诸多不便。中医认为，肛门不洁，外感邪毒，或湿热内蕴，下注肛门，久则致气滞血瘀，筋脉横解，肠澼为痔。痔肿痛多因湿热蕴结肛门而成，故治疗以清热利湿，消肿止痛为要。消痔散是以金钱草、黄柏、玄明粉、明矾、乳香等中药为主，通过一定工艺流程而制成的一种中成药洗剂。

方中金钱草有清热利湿、消肿解毒之功效，煎汤可治一切痔，又主治痔红肿热痛，故重用之为主药；黄柏清热燥湿，主治下焦诸证，治疗下部湿疮，阴部肿痛；玄明粉归大肠经，可清热泻火；明矾收湿定痛；乳香行气止痛，活血消肿；金银花清热解毒，消肿止痛，能增强金钱草消肿解毒之力；皂刺活血散瘀，消肿止痛，合乳香增加其疗效。诸药合用，共奏清热利湿、消肿止痛之功效，主治痔肿痛之征。本药使用方便，治疗时药物直接作用于患部，有舒适轻松之感，坐浴几分钟即可止痛，见效快，疗效高，易被广大患者所接受。肛门疾病无论手术与否，凡是有肿痛之症状者皆宜。此外，消痔散剂还具有止血、止痒、消肿之功效。

痔痛宁洗剂

【方源】

《痔痛宁洗剂熏洗治疗混合痔 64 例临床观察》［陈雪清，张磊，孙士然. 河北中医，2008，30（6）：598］。

【组成】

当归 15g，紫花地丁 25g，蒲公英 25g，黄柏 15g，芒硝 30g，赤芍药 15g，白矾 15g，秦艽 15g，花椒 15g，五倍子

15g。水煎，熏洗坐浴。

【功效】

清热解毒，消肿止痛。

【验案】

共治疗患者64例，其中男性34例，女性30例；年龄23～71岁，平均41岁；病程1～5日；其中炎性外痔32例，炎性血栓性外痔10例，内痔嵌顿22例。所有患者均予痔痛宁洗剂熏洗。每日1剂，水煎浓缩至500ml，加开水1000～1500ml，先熏，待温度适宜后坐浴15～20分钟，每日早、晚各1次。治疗结果：治愈（疼痛、便血等症状消失，内痔和混合痔消失）35例；好转（症状明显改善，内痔已明显缩小）29例；无效（症状及痔的形态与治疗前无变化）0例。总有效率100%。

【按语】

混合痔是临床常见病、多发病。治疗方法有保守治疗和手术治疗两种，患者多倾向于保守治疗。人类的直肠和肛门内隐藏着许多神经感受器和化学感受器，具有各自独特的功能，一旦手术受到损伤，会影响其正常的生理功能。尤其发生手术并发症（如肛门狭窄或肛门失禁）时，后果就会更加严重。所以，探求一种行之有效、方便快捷且不具任何损伤性的治疗方法在临床有非常实用的价值。混合痔多因外感风热，邪气留恋；或饮食不节，脾胃受损，运化失职，水湿内停；或妊娠多产，或久坐久站，负重远行，劳倦内伤，气滞血瘀，邪气内侵，瘀血阻络，久而化热，下注肛门大肠而致病。总的病机为湿热下注，气血瘀滞。

痔痛宁洗剂中，紫花地丁、蒲公英、黄柏清热解毒利湿；

当归、赤芍药、秦艽活血化瘀，通络定痛；芒硝、白矾、花椒、五倍子收敛固涩，利水消肿。诸药合用，共奏清热解毒、消肿止痛之功。现代药理研究证明，黄柏可减轻局部充血，外用有促进皮下溢血吸收的作用；五倍子能使皮肤、黏膜和溃疡的组织蛋白凝固，收敛效果较好；当归有较强的抗炎镇痛作用。洗剂熏洗时药物可以直接作用于病变部位，通过药物作用和物理作用相结合，有利于药效最大程度的发挥，使局部病变很快恢复。痔痛宁洗剂熏洗治疗混合痔，疗效确切，使用方便快捷，而且成本低廉，在临床非常实用，值得推广。

仙方活命饮

【方源】

宋·陈自明原著，明·薛己校注《校注妇人良方》。

【组成】

金银花 30g，红藤 30g，败酱草 30g，防风 20g，白芷 20g，当归 20g，赤芍 20g，陈皮 20g，穿山甲 20g，皂角刺 20g，乳香 20g，没药 20g，贝母 20g，天花粉 20g，生甘草 10g。水煎，先熏后洗。

【功效】

行气散瘀，消肿止痛。

【验案】

曹某，男，38 岁，1995 年 5 月 13 日初诊。诉肛门坠胀疼痛、大便难解 3 天，自行口服消炎药以及马应龙痔膏外涂肛门，症状仍不得缓，遂来就诊。检查见肛缘痔核呈环状脱出，水肿，质硬，呈紫红色，局部组织破溃趋坏死。以仙方活命饮基本方加生大黄 20g，煎后坐浴熏洗，配合庆大霉素静滴、诺氟沙星口服。2 剂后，肛门疼痛明显缓解，矢气频作，大便解下。5 剂后，肛缘肿消，痔核萎缩回纳肛内，嘱其继以马应龙痔膏内涂肛门。半年后随访未见复发。

【按语】

混合痔脱出嵌顿多为久坐、负重、努挣所致，中医认为，其病因病机实为气机阻滞、血行不畅、气血纵横、经脉交错、结滞不散而成，所以一般抗炎处理难以从根本上缓解嵌顿、水肿、坏死等一系列病理变化。仙方活命饮被誉为"疡门开手攻毒第一方"，能通经之结、行血之滞、理气解毒。方中穿山甲、皂角刺通行经络，白芷、防风、陈皮通经理气疏滞，当归、赤芍、乳香、没药、红藤活血散瘀，贝母、天花粉、金银花、败酱草、生甘草散毒和血，溃坚止痛。诸药协同，使瘀散、坚溃、肿消，从而促进炎症消除，改善局部组织血液循环，缓解肛门括约肌的痉挛，从根本上解除痔核的脱垂嵌顿。

痔血散

【方源】

《自拟中药痔血散坐浴治疗内痔出血 913 例》〔韩柯.光明中医，2008，23（6）：780 – 781〕。

【组成】

五倍子 15g，明矾 15g，大黄 10g，黄柏 10g，艾叶 10g，苦参 10g，白芷 10g，当归 10g，冰片 6g。水煎，熏洗坐浴。

【功效】

疏通气血，解毒去腐，生肌收敛止血。

【验案】

共治疗913例，均为肛肠科门诊病人，自述近期内表现为无痛性大便出血10滴以上至喷射状出血，并经肛门镜检查确诊的内痔出血患者，均符合国家中医药管理局颁布的《中医病证诊断疗效标准》，并排除直肠癌、直肠息肉、直肠溃疡等病。其中男性512例，女性401例；年龄最小16岁，最大82岁，平均年龄（48.25±12.36）岁；病史最长者间断发作20余年，最短3天，平均112年；Ⅲ期内痔304例，Ⅱ期242例，Ⅰ期367例；15例伴有糖尿病史，24例心电图有ST-T改变，93例有高血压病史，19例有贫血病史，最低者Hb 6g/L。

所有患者均以痔血散熏洗治疗。先将除冰片外诸药用纱布包好，放于砂锅内，加水约1500ml，浸泡半小时后煮沸约30分钟，取药汁约1000ml。再将冰片放入少量酒精中，常温溶化后倒入砂锅内，继续加热约5分钟，待冰片清凉味大出后，停止加热，使其药液温度降至50℃～70℃，倒入干净盆中。开始时将臀部放在盆上约10cm处熏蒸，待药液温度接近体温时，将臀部全部放入盆内泡洗约15分钟，泡洗时一定要将创面浸入药液内，并且因为肛肠手术后局部多应用长效麻醉剂，局部感觉较差，所以在臀部浸入药内前一定要用手试过药液的温度，以避免烫伤。每日早上大便后、晚上临睡前各泡1次。坐浴后拭干即可，不要用清水冲洗。7天为1疗程，每个疗程结束后进行疗效判断和疗效分析。

结果：显效（大便出血停止，肉眼看不到血丝）629例，占68.89%；有效（大便出血基本停止，手纸上有血色）241例，占26.40%；无效（大便出血未见明显好转或加重者）43

例，占 4.71%，改行手术治疗后治愈。总有效率 95.29%。随访Ⅰ、Ⅱ期内痔的治疗效果优于Ⅲ期内痔。

【按语】

痔是中医学最早认识的疾病之一，《素问·生气通天论》有"因而饱食，筋脉横解，肠澼为痔"的记载，阐明了饮食自倍，肠胃横结，大肠筋脉损伤，便血成痔的病因病机。内痔虽然很少直接导致死亡，但若治疗不当，产生严重的并发症，亦可致命。内痔治疗宜重在减轻或消除其主要症状。

痔血散中五倍子、明矾有消肿止血的作用，现代药理学分析，五倍子的主要成分是鞣酸，有明显的收敛、抗渗出、抑菌作用，它能使创面组织蛋白凝固、微血管收缩而达到止血消肿的目的，对大肠杆菌、绿脓杆菌、金黄色葡萄球菌有抑制作用；明矾能使创面或黏膜表层细胞的蛋白质凝固，形成保护膜，使局部免受刺激，并可使局部血管收缩，减少充血及渗出，有收敛止血的作用；大黄、苦参、黄柏清热解毒燥湿，对多种病原菌有抑制杀灭作用，清热起到抗菌消炎的作用，燥湿即达到脱水消肿的目的；艾叶芳香去秽，活血化瘀；当归养血止血，促进创面组织修复，生肌长肉；白芷活血化瘀，生肌止痛；冰片辛、温，具有止痛作用，其所含的有效化学成分龙脑、异龙脑有抗菌作用，并对组织渗出和水肿有抑制作用，能抑制炎性递质的释放，直接拮抗由炎症递质引起的皮肤血管通透性增加，对溃烂、渗出的创面，能较快使渗出停止，创面愈合。诸药合用，共奏疏通气血、解毒去腐、生肌收敛止血之功。由于熏洗时热力的作用，可以松弛痉挛的肛门括约肌，从而将痔治愈。

中药熏洗坐浴法是中医传统的外治法中的一种，在《五

下篇 百家验方

189

十二病方》中就有记载，是中医治病的一大特色，在肛肠科、妇科的运用颇为普遍，熏洗法是通过温度、机械和药的作用，借助皮肤对机体发生治疗作用，即通过热而湿的作用，引起皮肤血管扩张，改善表皮的通透性，使药物的活性和扩散明显增加，从而促进药物的渗透吸收，同时，又能刺激皮肤的神经末梢感受器，再通过神经系统形成新的反射，破坏原有的病理反射状态，增强机体的抵抗力，从而减少并发症，促进创口愈合。现代医学认为，皮肤和黏膜对药物均有较好的吸收作用，而局部用药更能在局部形成较高的药物浓度。中药坐浴使药物直接作用于患部，针对性强，药物吸收迅速，对机体内环境干扰小，奏效快，是一种无创、简便的好方法。

洗痔汤

【方源】

名老中医彭显光经验方。

【组成】

黄芩 15g，大黄 15g，黄柏 15g，银花藤 30g，苦参 30g，五倍子 30g，明矾 20g，芒硝 20g，艾叶 15g，薄荷 15g，枳壳 15g。水煎熏洗。

【功效】

清热解毒，消肿止痛，收敛止血，杀虫止痒。

【验案】

汪某，男，40 岁，已婚，省建四公司工人。因间歇性便血 10 年、肛门肿物脱出 6 年、加重 1 周入院。入院时患者肛门滴血，肛门肿物脱出不能还纳，疼痛剧烈，曾到其他医院用抗生素治疗无效。专科检查取膝胸位，于肛缘见环形脱出之痔核，大小为 2cm×1.2cm，暗红色，肛缘周围红肿，触痛明显，手法复位不能还纳。诊断为混合痔脱出嵌顿。用本方加土茯苓30g 以加强利水消肿之功，煎水 2000ml，早、晚各熏洗 1 次，5 天后脱出之肿物全部还纳，痔核变小，血止痛消而痊愈出院。5 个月后随访无复发。

【按语】

痔特别是炎性外痔、混合痔脱出水肿者多系湿热之邪所致，湿热盛则肿痛不消、痔溃烂、浊水淋漓。而本方有清热解毒、消肿止痛、行气活血、收敛止血之功效。方中黄芩、黄柏清热燥湿，泻火解毒；苦参、银花藤清热燥湿，祛风杀虫止痒；五倍子收敛止血，涩肠固脱；大黄攻积导滞，泻火凉血，活血祛瘀；芒硝泻下软坚，泻火解毒；明矾、艾叶解毒杀虫，收敛止痒；薄荷辛香走窜，疏风止痒；枳壳行气止痛。用其熏洗后，可迅速使肿消痛止，脱出之痔核还纳、萎缩，从而达到治愈的目的。现代医学则认为，痔是由于直肠末端黏膜下和肛管皮下的痔上静脉丛和痔下静脉丛扩大曲张、瘀血变性、增大高突而形成，复因感染、脱出，使静脉淋巴回流不畅，而致肿痛、出血、溃烂等，而本方具有较强的抑菌作用，能降低毛细血管的渗透性，促进蛋白质凝固而具收敛止血作用，从而达到消炎消肿、止痛止血、促进伤口迅速愈合的功效。

鱼虎熏洗汤

【方源】

《"鱼虎熏洗汤"治疗炎性外痔 128 例》〔鲁桂明．江西中医药，2000，31（4）：60]。

【组成】

鱼腥草 30g，虎杖 30g，苦参 30g，五倍子 30g。水煎熏洗。

【功效】

清热祛湿，活血收敛，消肿止痛。

【验案】

共治疗 128 例炎性外痔患者，其中男性 76 例，女性 52 例；年龄最大 80 岁，最小 16 岁；病程 2～10 天。治疗方法：所有患者均予鱼虎熏洗汤治疗。水肿甚者，加泽泻 20g，苍术 20g，防风 20g；血栓者，加桃仁 15g，红花 12g；疼痛较重者，加乳香 12g，没药 12g，白芍 15g；炎症较重者，加金银花 12g，蒲公英 12g，丹皮 20g，赤芍 20g。先将药物用水浸泡于砂锅或铜锅内，煎煮 30 分钟，取药液 1000ml 左右，每剂煎 2 次。先熏后洗，即将刚煎的热药液倒瓷盆内，把臀部置于药盆口，让蒸腾之气直接熏于肛门；候药液温度降至适宜时，可将臀部坐于盆中浴洗，时间为 20 分钟左右。经用本方治疗后，全部治愈，近期效果好。一般经用本方熏洗 1～2 剂，症状明显改善，4～5 剂症状消失，局部炎症消退，肿胀消除，少数病例疗程稍长，约 10～15 天方愈。

【按语】

炎性外痔多因嗜食酒、辣、炙煿之品，内生湿热，下注肛门，气血运行不畅，湿热与气血相搏所致。现代医学认为，本病多因肛周淋巴及血液循环不畅所致。方中鱼腥草清热解毒，更兼除湿热之功；虎杖活血化瘀，使瘀血行，水肿得消；苦参善祛下焦湿邪；五倍子独具收敛退肿之效。诸药合用，共奏清热祛湿、活血收敛、消肿止痛之功，凡药力所至，则热清湿除，瘀化肿消。近年来的药理研究表明，中药局部熏洗的作用有三：①药物熏洗使皮肤温度升高，皮肤毛细血管扩张，促进血液及淋巴液的循环，有利于血肿和水肿的消散。②湿热的刺激能促进网状内皮系统的吞噬功能，增强新陈代谢作用。③对霉菌、细菌感染性疾病，药物熏洗能直接起到抑制与杀灭病菌的作用。

痔痛消

【方源】

《中药熏洗治疗炎性外痔 40 例》〔文小平．中国民间疗法，1999，（2）：91〕。

【组成】

朴硝 30g，明矾 30g，硼砂 30g，川椒 10g，五倍子 15g。开水冲泡，先熏蒸后坐浴。

【功效】

消肿止痛，行气活血，温经通络，祛湿止痒。

【验案】

毛某，女，30 岁，1996 年 11 月 4 日初诊。患者在装甜菜车劳动后，第二天突然感觉在肛门旁出现芸豆大小的肿物，逐渐增大，伴疼痛难忍，局部不适，行走不便，坐立不安。查体：肛门左正中位可见炎性外痔，大小为 2cm×1cm×1cm，界线较清楚，无活动度，质地较硬，压痛明显。投上方中药 4 剂，先将上药放入陶瓷盆内，将开水 1500ml 左右倒入盆内，使药物溶

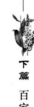

解。肛门接近水面 10 ~ 20cm，将盆内药液的蒸气外熏肛门病灶，用白布拢住臀部周围（可减少蒸气不必要的散发），待药液温度低于 40℃时，坐浴 30 分钟，同时做肛门收缩运动，每日早、晚各做 1 次，每日 1 剂，4 天为 1 个疗程。坐浴时注意避免烫伤肛门周围皮肤。1 个疗程后，症状及局部体征消失。

【按语】

方中朴硝、川椒借助于热力，消肿止痛，驱散风寒湿邪，散邪解肌；明矾、五倍子燥湿敛疮，解毒定痛，温经通络；硼砂清热解毒，柔物去垢，行气活血。综观全方，有改善局部血液循环，促进水肿吸收，消肿止痛，行气活血，温经通络，祛湿止痒，促进炎症吸收之功效，能够改善局部及全身症状。本法药源丰富，费用低廉，使用简单，效果可靠，无不良反应及毒副作用，尤其在农村及基层医院更为适用。

外敷、纳肛方

鲜白鹅胆汁擦剂

【方源】

《鲜白鹅胆汁擦剂治疗外痔 200 例》［荣金玉．中国民间疗法，2007，15（8）：18］。

【组成】

鲜白鹅胆 10 枚，取汁，冰片 5g。

上药研末，放入瓷器（瓶）内，摇匀后密封，勿令泄气，备用。使用时先让患者温水坐浴，洗净肛门，待干，用手指沿痔核频频涂之，痔自消。

【功效】

凉血祛瘀，消肿止痛。

【验案】

患者，男，46 岁。2005 年 4 月因饮酒及吃麻辣食品后，感肛门不适，瘙痒，局部热痛，有异物感，行走不便，来院就诊。检查：膝胸位可见肛门 11 点、3 点和 7 点处有 3 枚血栓性外痔，皮肤黏膜呈暗紫色，触之疼痛，大小为 0.5～1.5cm。嘱其用温水坐浴，洗净肛门，待干，随即涂上已配制好的鲜白鹅胆汁擦剂数次，自感疼痛减轻，肛门处其凉如冰，热痛及肿块逐渐消退，瘙痒消失，经 1 周治疗而愈。随访 1 年未见复发。

【按语】

中医认为，痔的起因主要是"气滞血瘀，肝气郁结"所致，属热病、热毒范畴，造成体内肝热、实热郁结而未能化解，以致下腔血液不能顺利回流至心脏，加之气虚体弱，运动减少、久坐，则出现肛门痔核瘀血脱出，难以还纳，以致疼痛。白鹅胆辛凉，鲜胆汁味苦寒无毒，具有解热毒、凉血清热、消肿祛瘀、止痛收敛及修复组织之功。冰片性味辛、苦，微寒，香窜，善走能散，具有先入肺传于心到达脾，而透骨通诸窍散郁火，消肿止痛并有杀三虫疗五痔之效。二者配伍则事半功倍，是治痔之要药。同时嘱患者注意养成良好的卫生习惯，多食蔬菜，少食辛辣刺激性食品，保持大便通畅，使痔不发。本方在治疗中安全可靠，疗效佳，无不良反应，操作简单，取材方便，廉价经济，值得推广使用。

消炎止痛膏

【方源】

《消炎止痛膏外敷治疗炎性外痔 30 例》［乜跃莉．陕西中医，1994，15（11）：497］。

【组成】

五倍子 630g，冰片 64g，雄黄 64g，朱砂 64g，黄连 170g。

制作方法：上药混合粉碎后过 100 目筛，取消炎止痛散 116g，用凡士林加至 1000g 搅匀呈膏状。使用前先用温水洗臀部，使局部清洁，然后将此药膏涂在无菌敷料上，敷盖于红肿处固定。敷料面积应大于红肿边缘约 1cm。

【功效】

清热解毒，散结消瘀，消肿止痛。

【验案】

刘某，男，40 岁。因饮食不节、过度劳累而引起肛门不适，肛缘皱襞突起肿胀、充血、疼痛，故来就诊。患者局部压痛明显，活动受限，排便困难，十分痛苦。根据病情，及时给予治疗，外敷消炎止痛膏，每日 2 次。5 天后患者局部红肿消散，自觉症状消失。此药也可用于肛门病手术前的局部消炎。

【按语】

消炎止痛膏的成分为五倍子、黄连、冰片、雄黄、朱砂等。五倍子外用有解毒、消肿、收湿、敛疮、止血功能；黄连清热燥湿解毒；冰片、雄黄、朱砂性寒，清热解毒止痛，三药同用可消痈疽，止疼痛。故此药具有清热、散瘀、软坚、消肿、止痛的作用。通过临床观察，消炎止痛膏外敷作用较好，可扩张局部毛细血管，促进血液循环，从而达到清热解毒、散结消瘀、消肿止痛的目的，是治疗炎性外痔、血栓性外痔、内痔嵌顿的良药。本法操作简便，效果明显，无副作用，病人易于接受，值得临床推广应用。

消痔膏

【方源】

《消痔膏治疗嵌顿性内痔及炎性外痔》〔黄友土．中医外治杂志，2001，10（3）：42〕。

【组成】

大活田螺 2 个，冰片 2g，鲜烟叶 10g，鲜仙人掌 30g。

先取田螺洗净，连壳捣细，再加鲜烟叶、仙人掌共捣烂，后入冰片，共捣成稀糊膏状，涂于薄膜上，外敷患处。

【功效】

清热解毒，消肿止痛。

【验案】

孙某，男，68 岁，患痔疾 10 年余。患者因便秘而出现痔核脱出，嵌顿不入，痛苦异常。肛检见肛门截石位 3、7、11 点处痔核脱出，大如龙眼，部分呈紫色，表面糜烂出血，肛周水肿，触之剧痛，手法复位已不可能。患者素有肺心病、胃溃疡病史，遂用消痔膏外敷。每天 2 次，2 天后症减大半，嵌顿痔核可自行纳入，继用 3 天，症状消失，大便正常。

【按语】

中药外治法乃中医的一大特色。用之得当，效如桴鼓。嵌顿性内痔及炎性外痔乃痔疾之急症，异常痛苦。内服汤药，收效甚慢。消痔膏系医者家传验方，属于外治法的一种，其先父黄心漳生前应用此法治疗嵌顿性内痔及炎性外痔几十年，疗效显著。采用消痔膏外用，疗效快捷。方中田螺甘咸寒，清热利水，消肿止痛；鲜烟叶消肿解毒，民间常用以外敷治疗疔疖痛肿，疗效甚佳；仙人掌清热解毒；冰片清凉止痛，引诸药直达病所。诸药合用，共奏清热解毒、消肿止痛之功，且药物直接作用于病灶，对于炎症的吸收有较快的疗效，不失为一种疗效高、无痛苦、经济实用、方法简便的好方法。

保胎消痔膏

【方源】

《保胎消痔膏治疗孕妇血栓性外痔 80 例》［李春阳．中国民间疗法，2005，13（2）：24］。

【组成】

蒲公英 30g，金银花 30g，苦参 30g，百部 20g，野菊花 30g，五倍子 10g，鱼腥草 20g，黄柏 20g，乌梅 15g，艾叶 15g，苦楝皮 20g。局部外敷。

配制方法：将上述药物混合后用粉碎机粉碎，然后将粉末与医用凡士林搅拌均匀，再将其进行高温消毒，备用。

【功效】

清热解毒，消肿止痛。

【验案】

高某，女，28 岁，2003 年 10 月 28 日就诊。自诉肛门周围疼痛，伴包块突出，无法回纳。其怀孕 27 周，痛苦面容，近日腹胀腰酸，阴道少量出血，口干、口苦、喜饮，便干，舌边尖红，苔少，脉细数。胸膝卧位肛门视诊见其 11 点、3 点、7 点处有环状血栓性外痔，花生豆大小，触痛明显。考虑其有先兆流产的征兆，遂单用保胎消痔膏外敷，并配合复方阿胶口服液口服保胎。当天晚上诸症悉除，第 2 天复诊见血栓性外痔已经基本吸收消退，只剩少许皮赘，局部已无触痛。患者阴道下血停止，腹胀腰酸消失，复查 B 超胎儿发育良好。1 个月内未见复发。

【按语】

孕妇患血栓性外痔比较常见，因其受孕以后，阴血聚于冲任以养胎，致使孕妇机体处于阴血偏虚、阳气偏亢的生理状态；同时，随着胎体渐长，往往影响气机之升降，使热毒蕴积，血热妄行，致使肛门红肿、疼痛，坐卧不安，惧排便，如果损伤冲任则可致滑胎、早产。而医者创制的纯中药制剂保胎消痔膏专为孕妇而设，可清热解毒，消肿止痛。由于其中没有孕妇禁忌的药物，又只是单纯外用，所以可做到攻而不伤正，对胎儿的安全没有影响，既治疗了血栓性外痔，又无伤胎之嫌，一举两得，取得满意的效果。

葱白糊

【方源】

《葱白糊外敷治疗血栓性外痔及内痔血栓形成 103 例》

［胡友成．河北中西医结合杂志，1999，8（3）：461］。

【组成】

葱白 30g，紫荆皮 100g，独活 60g，赤芍 40g，白芷 20g，石菖蒲 20g，细辛 20g。

以上诸药共研细末，过 100 目筛，备用。用法：将葱白加上药适量并捣成糊状，外敷患处。

【功效】

散瘀消肿，活血定痛。

【验案】

医者自 1995～1997 年采用葱白糊治疗血栓性外痔及内痔血栓形成 103 倒。男性 77 例，女性 26 例；成年男性为多数，占 73.4％，年龄小于 16 岁 4 例，20～40 岁 86 例，65 岁以上 13 例；血栓性外痔 83 例，内痔血栓形成 20 例。用 OK 灭菌剂－皮肤消毒专用液棉球将血栓性外痔及内痔血栓进行消毒，或用 1：5000 高锰酸钾液坐浴后，将葱白糊温敷于患处，用纱布块丁字带固定，每日换药 1～2 次，至血栓明显缩小，症状消失为止。如血栓破溃者，即采用蚊式钳将血栓包膜轻轻摘除，继续敷药。治疗结果：103 例全部治愈，其中 13 例治疗中血栓破溃，血栓摘除后继续敷药而愈，病人当日即可止痛，2～3 日血栓明显缩小、软化。

【按语】

血栓性外痔及内痔血栓形成都是痔急性发作的病，其主要症状是疼痛。痔的血栓形成一般是因剧烈活动、强烈咳嗽、便秘用力或腹泻，使肛门缘静脉破裂，形成血肿，此病常见于血栓性外痔。内痔血栓是内痔急性发作时内痔嵌顿、水肿、肿物不能自行复位、血液及淋巴循环受阻而致。中医学认为，痔的血栓形成是湿热下注、气血凝滞、血脉不通而成。上述症状按一般的治疗方法是：坐浴、熏洗或手术治疗，而自行消退则一般要 4~5 周。

应用葱白糊治疗血栓性外痔及内痔血栓形成 103 例临床的初步观察，疗效是满意的，使该组病人避免了手术之痛苦。葱白糊的主要功能是：行气疏风，活血定痛，散结消肿，祛寒软坚。方中紫荆皮能破聚逐血消肿；独活能祛下焦风寒湿邪，止痛；赤芍能生血活血，散瘀止痛；石菖蒲善破坚硬，生血止痛，祛风消肿；白芷能祛风生肌，定痛养血；细辛的挥发油具有局麻作用，故加入本方用其定痛。中医学认为，气为血之帅，气行血则行，方中葱白能散气，气行硬可消，血动经络通。本疗法的优点在于方法简便，不用手术，容易被患者所接受，疗程短（6~7 天），治愈率高，不需设备，便于农村医生掌握。

七厘散

【方源】

清·谢元庆《良方集腋·损伤门》。

【组成】

血竭 30g，麝香 0.4g，冰片 0.4g，乳香 5g，没药 5g，红花 5g，朱砂 4g，儿茶 7.5g。研末外敷。

【功效】

活血散瘀，消肿止痛。

【验案】

刘某，男，38 岁，2000 年 1 月 19 日初诊。因患血栓性外痔曾在其他医院手术治疗 3 次，现又复发。肛门肿痛，可见肛门 3 点、5 点各有黄豆大小的血栓形成，皮肤呈暗紫色，按压则痛剧。诊断为血栓性外痔。予七厘散治疗。嘱患者排空大便，清洁肛门，然后根据血栓大小，取适量药粉，用香油调成糊状，涂抹在患处，盖以敷料，胶布固定。每日敷药 2 次，早、晚各 1 次，如因大便而掉药，可再重敷 1 次。经用七厘散治疗 4 次痊愈。随访 2 年未再复发。

【按语】

七厘散可活血散瘀，定痛止血，专治跌打损伤，瘀血肿痛。因血栓性外痔的病因病理多属排便用力过猛，或久蹲久坐，或抬举重物，活动过于剧烈，或咳嗽过甚，或饮酒食辣，使肛缘静脉血管过度扩张破裂，在肛缘形成血栓而发。其临床表现为发病快，疼痛甚，按之硬，属气滞血瘀之证。方中血竭、红花活血祛瘀，乳香、没药行气化瘀、消肿止痛，麝香、冰片助活血药通络散瘀止痛，朱砂、儿茶清热解毒、收湿敛疮。全方共奏活血散瘀、消肿止痛之功，且用法简便，无痛苦，无副作用。

痔炎灵膏

【方源】

《"痔炎灵膏"治疗血栓性外痔、炎性外痔疗效观察》［王济平．中医外治杂志，1996，(6)：6］。

【组成】

乌药 150g，黄柏 75g，大黄 150g，当归 150g，血竭 150g，地榆 150g，黄连 75g，石菖蒲 75g，红花 75g，冰片 50g，枯矾 50g。局部外敷。

制作方法：以上药物共为细末，过 120 目筛，加凡士林膏 1500g 调匀，分装容器，高压消毒后备用。

【功效】

行气活血，祛瘀通络，散结消肿。

【验案】

李某，女，33 岁，农民。主诉：肛缘前正中赘生物肿痛 3 日，行走不便。查：截石位 12 点肛缘可见 1 枚椭圆形肿物，如蚕豆大小，微红，水肿光亮，触痛。肛门镜检查见前正中肛管有陈旧性疤痕（示原患有肛裂愈合），余未见异常。诊断：炎性外痔。予以痔炎灵膏治疗。嘱患者肛门局部以 1∶5000 高锰酸钾液坐浴，然后将"痔炎灵膏"涂于消毒纱布上敷盖患处，胶布固定，每日换药 2 次。经治 4 天痊愈。

【按语】

血栓性外痔及炎性外痔都属于外痔的无菌性炎症。中医学认为，本病由湿热下注、气血凝滞、血脉不通所致。现代医学认为，肿是因局部循环及淋巴回流障碍，血管的渗透压增高，组织内膨胀压即胶体结合的水分增加而发生的瘀血性水肿，这与中医学病机的认识是一致的。痔炎灵膏，以活血化瘀药物为主，如乌药、当归、大黄、红花、血竭、石菖蒲等均有活血化瘀的作用。活血化瘀药有降低毛细血管通透性、减少炎症渗出

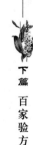

的作用，能促使炎症吸收，使炎症病灶局限化，改善局部血液循环。另据研究，乌药外用有促进局部血液循环的作用，石菖蒲含挥发油及鞣质，外用能刺激皮肤，改善血液循环；冰片能消肿止痛，并能防腐止痒；石菖蒲、冰片二药属辛味药，透皮作用较强；地榆有较强的收敛性，可降低血管通透性，减少炎症渗出；大黄能泻火解毒；枯矾泻热收湿；血竭活血行气。全方共奏行气活血、祛瘀通络、散结消肿之功，肛门局部血液循环改善，气血通畅，则肿得以消，痛得以止，促病痊愈。

维路内痔止血栓

【方源】

《维路内痔止血栓治疗内痔 123 例》［章正兴，荣华. 辽宁中医杂志，1993，7：22］。

【组成】

海螵蛸 10g，白及 30g，仙鹤草 15g，三七 5g，冰片少许。

制作方法：将以上药物研成极细粉末，过 120 目筛，用半合成山苍子油脂作基质，在实验室按 20%～25% 的比例做出痔栓（即 100g 的痔栓内含生药 20～25g），每个痔栓重约 1.6～1.8g，塞肛。

【功效】

清凉止血，敛创止痛。

【验案】

石某，女，45 岁，已婚。主诉：大便干结，便时滴血如水柱下落，持续 1 周，曾做过内痔结扎手术。检查：肛门截石位齿线上 3、7 点处两痔核分别如拇指和小指头大小，3 点处痔核表面黏膜破损，明显向外渗血。化验室检查：血红细胞 3.68×10^{12}/L，血红蛋白 111g/L，白细胞 3.9×10^9/L，中性粒细胞 72%。给予维路内痔止血栓塞肛，早、晚各 1 次，每次 1 粒。经用药 5 天（10 支）后，便血停止。3 点内痔表面黏膜破损基本愈合，两痔核较用药以前明显缩小。

【按语】

痔为常见病、多发病，目前治疗方法很多，如内痔采用手术治疗的有枯痔法、注射法、结扎法等，非手术治疗则有口服药物和局部用药治疗，而局部用药的种类很多，各地区、各医院都有自己的用药特点。医者研制的外用痔止血栓，其中海螵蛸俗名乌贼骨，味咸，微温，入肝、肾经，可除湿制酸，止血敛疮，和白及相配更增其止血之效；仙鹤草能收敛止血，解毒疗疮；三七经现代医学证明具有良好的止血功效和显著的造血功能，同时还能加强和改善冠脉微循环；再加入少许冰片，取其清凉止痛之功。维路内痔止血栓经临床观察使用证实，作用快，疗效高，不但减轻了医生的工作量，同时也减少了患者开刀的痛苦，而且该药安全，疗效可靠，无任何毒副作用，故值得临床推广应用。

消痔软膏

【方源】

《消痔软膏治疗嵌顿性内痔临床体会（附 69 例小结）》[倪宝成. 中医外治杂志，1992，（4）：17]。

【组成】

槐花 100g，菊花 50g，黄连 30g，儿茶 50g，五倍子 100g，

地榆 50g，甘草 50g，明矾 30g，冰片 10g，凡士林适量。局部外敷。

制备方法：先将槐花、菊花、黄连、儿茶、五倍子、地榆、甘草研细为末，灭菌，然后放入明矾、冰片，将散剂配成30%的消痔软膏备用。

【功效】

清热解毒，收敛固涩，活血止血，消肿止痛。

【验案】

董某，男性，56 岁，工人。患者排便时有物脱出肛外，不能自行复位，需手法复位，平素大便干燥，有时便后带血量少，有混合痔病史 20 年，近两年病情加重，两天前因工作劳累，用力排便时痔核脱出肛外且不能还纳，自觉肛门部下坠，疼痛难忍，坐卧不安。查：胸膝位见肛门外形不整，右前位、右后位、左位黏膜脱出，表面紫红，微白，有糜烂、溃疡，右前位、右后位痔核严重水肿、充血，黏膜肥厚，有分泌物增多的现象。诊断：内痔嵌顿。

先用 0.5% 洗必泰棉球消毒后，取消痔软膏适量，平摊于油纱布上，用丁字带将其固定在肛门处，敷药后肛门处有凉缩感，疼痛减轻。经用药 5 次，脱出的痔核萎缩，充血吸收，水肿减轻，肛缘皱缩。敷药 4 天后疼痛、水肿、充血完全消失，痔核复位。追访 1 年未见复发。

【按语】

嵌顿性内痔是在单纯性内痔的基础上形成的，因排便时往往用力过大，或产妇临产前用力过猛，逐渐形成肛门括约肌张力减退和肛周组织松弛，使内痔易脱出，脱出的内痔往往被衣裤擦伤，导致感染，炎症刺激使肛门括约肌发生痉挛，使内痔嵌顿水肿，导致血液流动学改变。由于痔动脉压力较高，动脉血常可通过痉挛的括约肌继续流向痔内，而静脉的压力难以通过括约肌向肛门静脉系统回流而造成痔瘀血，淋巴回流障碍，促使痔嵌顿发展，加重瘀血和血栓形成以及水肿、糜烂和炎症进一步发展，使患者痛苦难忍。本法疗效满意，能清热解毒，收敛固涩，活血止血，使痔核水肿消退，痔核萎缩，瘀血吸收，解除肛门括约肌痉挛。医者经临床验证，认为内痔嵌顿后在痔核没有明显感染之前，应采用手术或注射等方法，其效果良好，如果痔核嵌顿过久，会发生痔黏膜糜烂甚至坏死，继发感染时则应保守治疗，使用消痔软膏外敷效果满意。

地黄栓

【方源】

《地黄栓治疗肛内痔 44 例临床观察》［杨应成．中医外治杂志，1997，（6）：11］。

【组成】

地榆 50g，黄柏 20g，白芷 20g，冰片 6g，五倍子 20g，大黄 4g。

制作方法：先将上药研成极细粉末，然后加入栓剂基质200g 中，做成每粒约 1.2g 的栓剂，塞肛。嘱患者在治疗期间，忌食辛辣温燥之物。

【功效】

解毒活血，凉血止血，收敛固涩。

下篇 百家验方

【验案】

严某，男，32岁，农民，1995年7月4日就诊。自诉1年前在外打工，因水土不服，饮食不调，致大便失调，出现肛门潮湿、瘙痒，时有大便带血，肛门坠胀不适。曾用中、西药物（具体药物不详）治疗，效果不明显。采用地黄栓直肠给药治疗。每天早、晚各1次，将栓剂经肛门塞入。必要时，便后可加用1次。1个月为1个疗程。1个疗程后症状消失，痔核明显萎缩，第2个疗程后痊愈。随访至今未复发。

【按语】

肛内痔的形成多数学者认为是由于直肠上静脉及其分支回流受阻碍而产生血瘀，使肛齿线上黏膜疏松组织中的静脉扩大曲张，进而产生内痔。中医学对此也早有认识，《素问·生气通天论》提出痔是"筋脉横解"；《内经知要》有"脉入肛，故为痔"；《外科正宗》有"气血纵横，经络交错"、"浊气瘀血流注肛门"、"结积成块"。这些均阐明痔是血管经脉瘀血阻滞的病变。根据中医理论，以解毒活血、凉血止血、收敛固涩之法治疗，但由于肛内痔疗程较长，长期口服药物易引起呕吐、恶心，加重肝脏解毒的负担，故选用直肠给药的外治途径，免除了药物对胃黏膜的直接刺激而引起不适。药物经直肠黏膜吸收入血后，可直接进入大循环而不经肝脏解毒，这样亦减少了胃液、肝脏对药物的破坏，提高药物的疗效。

方中黄柏解毒消肿散瘀；白芷祛肠风、疗痔疾；地榆凉血止血，敛疮疗痔；冰片其性走而不守，通诸窍而散郁火，消肿止痛，活血化瘀，是疗痔之良药；五倍子其性味酸涩，酸者敛之，涩者固之，是疗痔之常用必需品；大黄通腑泻热，活血通便。其中，五倍子与大黄合用，可涩而便不秘，通而不脱不泻。经过临床观察，诸药合用，既能促进瘀血消散和吸收，又能固涩直肠黏膜，防止衬垫下移，以及萎缩扩大曲张之静脉团和止血等作用。通过长达两个月的连续用药，未发现任何毒副作用。可见该方对内痔的治疗和预防，安全且行之有效，可以作为痔科的常规用药。

消痔膏

【方源】

《自制消痔膏贴脐治疗痔 568 例》［李俊岭．中医外治杂志，2008，17（2）：22–23］。

【组成】

黄芩 10g，黄连 10g，黄柏 10g，生大黄 10g，生蒲黄 6g，白术 6g，苍术 6g，防己 6g，葶苈子 6g，生半夏 6g，甘遂 6g，大戟 6g，芫花 6g，木通 6g，龙胆草 6g，芒硝 6g，牵牛子 6g，桑皮 6g，栀子 6g，泽泻 6g，当归 6g，川芎 6g，芍药 6g，郁金 6g，郁李仁 6g，苦参 6g，防风 6g，花粉 6g，苏子 6g，独活 6g，白芷 6g，升麻 6g，瓜蒌仁 6g，莱菔子 6g，乌药 6g，穿山甲 6g，附子 6g，商陆 6g，浮萍 15g，车前草 15g，生石膏 15g，明矾 3g，铅粉 3g，轻粉 3g，黄丹 2000g，香油 3000g。

制备方法：将上述药物浸泡入香油中，3 天后依法熬制成膏，摊在蜡纸或布上备用。临用时将膏药用微火烘热软化，贴于脐上。

【功效】

清利湿热，活血化瘀，通络散结。

下篇 百家验方

209

【验案】

共治疗 568 例患者，其中内痔 265 例，外痔 168 例，混合痔 135 例，均予以医者自制的消痔膏贴脐治疗。贴 10 天为 1 个疗程，休息 1 周再贴第 2 个疗程。治疗结果：568 例中，1 个疗程治愈 128 例，2 个疗程治愈 126 例，3 个疗程治愈 97 例。75 例未愈的患者中，有 12 例因对膏药过敏而停药。

【按语】

痔的发病率很高，痔患者经保守治疗或手术治疗后，复发率亦较高。选用大量苦寒燥湿、清利湿热、活血化瘀、通络散结等药物，依法制成膏贴脐治疗，易于药物吸收，以期达到瘀去、结散、络通、痔愈的目的。本法操作简单，使用方便，疗效可靠，价格低廉，无痛苦，患者易于接受，便于普及使用，得到了患者的高度评价。

愈痔散

【方源】

《愈痔散敷脐治疗内痔出血 30 例》[杜娟，韩吉华，孙继芬. 中国民间疗法，2003，11（5）：21]。

【组成】

诃子、五倍子、地榆炭、槐花、三七粉、枯矾、黄连、大黄炭各等份。

制作方法：以上药物共为末，研细过筛，装无菌瓶内备用。敷脐。

用药期间，嘱患者注意加强饮食起居护理，禁食辛辣刺激之品，保持心情舒畅，多卧床休息。

【功效】

清热泻火，收敛止血。

【验案】

王某，男，38 岁。5 年前因大便干燥，排便困难，出现大便带血，每次 5～10ml 不等，无疼痛，大便无脓血。曾服用化痔丸后好转，但反复发作。肛门部检查外观正常，肛镜示齿线上痔区黏膜充血隆起，右前位内痔核可见出血点。诊断为内痔出血。给予愈痔散敷脐。以 75% 的酒精棉球消毒脐部，取适量药粉，用醋调成糊状敷于脐部，以塑料薄膜覆盖，外用胶布或肤疾宁贴膏固定，每日换药 1 次，5 天后便血明显减少，大便通畅，17 天后便血消失，连用 2 个疗程痊愈，随访半年无复发。

【按语】

内痔出血是临床常见的病症之一，其特点为无痛性便血，出血鲜红，滴血或喷射状，出血速度因腹压增加而加快，出血量随排便时间延长而增加，长期或大量便血可导致贫血而出现头晕、心悸、乏力等症状。中医认为，内痔出血多由湿热蕴结、风伤肠络、血热妄行所致。方中槐花、地榆炭清泻血分之热，善治痔便血；黄连、大黄炭清热燥湿，泻火解毒止血；诃子、五倍子、枯矾收敛止血；三七活血止血。全方共奏清热泻火、收敛止血之功。

脐为神阙穴，为经络之总枢，经气之汇海，通过督、任、冲、带四脉而统属全身经络，联系五脏六腑。《理瀹骈文》说："外治之法，即内治之法，外治之药，亦即内治之药；所

下篇 百家验方

异者，法耳。"现代医学认为，刺激神阙穴可能通过调节神经体液的作用而调节神经内分泌和免疫系统，从而改善各组织器官的功能活动。敷脐疗法是中医学的外治疗法，具有简便廉验、快捷等特点，值得临床推广应用。

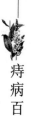

针灸验方

火针疗法

【操作方法】

工具：火针长 6cm，直径 1mm，材料为钨锰合金材料，具有耐高温且质地坚硬的特点。针尖尖而不锐，圆而不滑，针柄为铜丝缠绕，隔热而不烫手，加热时用酒精灯或止血钳夹酒精棉球烧着即可。

常规消毒后，插入肛门镜，找准施术部位，将火针烧红，快速刺入施术的部位。一般先在痔核上方（截石位）3 点、7 点、11 点 3 个母痔上方的直肠上动脉区各刺 1 针，意在阻断痔内血的来路，然后根据痔核大小，在周围及痔核上刺数针，深度为有抵抗感为宜，即黏膜基底层为止。有时针后血喷如注，此时不要止血，继续施术，待血自止为宜，火针放血为火针疗效的一个组成部分。

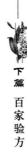

注意事项：齿线不施术，因齿线下有感觉的体神经支配，针后患者疼痛难忍，混合痔可在齿线上洞状静脉扩张区密刺，在消除内痔的同时，带动外痔回缩。此特点为火针治疗痔得以推广的关键。

【验案】

患者，女，76 岁，便血 3 天来诊。检查 3 点、12 点有 2 个较大的痔核，为内痔 Ⅱ 度，同时伴有子宫脱垂 Ⅰ 度。按上法火针治疗 1 次。5 天后因便血复诊，医嘱针 3 ~ 5 天内出血属正常情况，继续换药，予祛毒汤熏洗。2 周后复查，痔核萎缩良好，随诊 1 年，未见便血复发。

【按语】

火针是将特制针用火烧红，迅速刺入人体一定的穴位或部位，以治疗疾病的一种针刺方法。火针开始应用于内经时期，当时称为燔针、焠刺，其后又称为烧针、白针。它在贺普仁教授倡导的针灸三通法里，属温通法。火针治疗痔要从痔的病机和火针的机制两方面进行探讨：①脾虚气陷、气血虚寒型。此型病人体瘦，痔寒凉下垂。火针即火，火可以祛寒，火可以补虚，火性炎上升提，这是火针治疗虚寒型痔的常理。贺普仁教授做的红外线热图像观察火针治疗前后变化的试验表明：温度升高则局部血液循环改善，局部代谢加强，从而引起痔核回缩，从现代医学的观点说明了火针治疗此型的机制。②湿热下注型。此型病人表现一派热象，伴有湿气，内痔伴肛门瘙痒等症状。湿遇火则散，热遇火则消，中药有甘温除大热之说，针灸温通法也可以除热。正如贺教授解释的那样，火针不仅适用于寒证，它对许多火热毒邪也有奇效，它通过温通经脉，行气活血，引动火热毒邪外出，起到清热解毒的作用。③气滞血瘀、风伤肠络型。风伤肠络以便血为主。气滞血瘀型病人痔核胀大如枣，一针后血喷如注，恶血散尽，痔核自消。

贺教授做的火针治疗前后指甲循环血流速度改变的试验，证明火针可以改善微循环。目前大量材料证明瘀血是与微循环障碍有联系的病理过程。火针可以改善微循环，自然也可以治疗瘀阻型的痔，证明火针具有行气活血、通经活络的功效。火针治疗有不适感，医者观察这种不适感轻于消痔灵注射法，而重于电子痔治疗仪。医者曾做离体痔核试验，离体痔核半球形经电子痔治疗仪（4mA），6 分钟后离体痔核呈扁平干蘑菇状。火针针刺，当针眼布满痔核时，同样也呈扁平干蘑菇状。

剪刺龈交穴

【操作方法】

局部消毒龈交穴，用消毒的小弯剪迅速剪去反应点（大多数痔疾患者在龈交穴处或上唇系带下部有粒状或片状突起的反应点，大小不等），若无反应点则将上唇系带下部剪去少许（针尖大小），每例患者均做 1 次治疗。

注意事项：剪刺龈交穴时要注意局部止血，剪后嘱患者半小时内不宜饮食较热的食物，以免导致局部出血。当天每于饮食后注意用冷开水漱口。

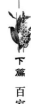

【验案】

共治疗 30 例患者，病程 6 个月至 20 年。所有患者均以上述方法治疗。结果：治愈 11 例，显效 17 例，有效 2 例，总有效率 100%。

【按语】

龈交穴为督脉的止穴，位于上唇系带与齿龈之移行处，为任、督、足阳明之脉的交会穴。《针灸甲乙经》有"痔，会阴主之"之述，任脉、督脉同起于胞中，共出于会阴，其经气充盛，气血调和则不生痔，若经气失调，气血瘀滞，结聚肛门，积瘀为痔；阳明主降，若失于和降则浊气不行，积于肠腑，使经脉受阻，积瘀成痔。可见，痔的生成与任、督、阳明脉的经气息息相关，经气失调，痔生于下，反映于上，则在三脉交会穴龈交穴出现小粒状突起（临床观察中发现大多数患者有此反应点），那么，剪去反应点或刺激龈交穴，可疏通三脉经气，宣导气血，达到祛瘀通络消痔的目的。此法为"下病上取"的法则。

实验中显示，"消痔灵"在内痔止血方面较剪刺龈交穴起效快，但是注射"消痔灵"后第 2、第 3 天局部水肿充血，患者多出现里急后重的直肠刺激征，部分病人有明显的胀痛感，痛甚者出现头晕、恶心等，个别出现黏膜感染溃疡。而剪刺龈交穴后无任何不适的感觉。剪刺龈交穴治疗痔疾简便易行，不受设备条件所限，整个操作过程 1 分钟即可完成，无副作用，无痛苦，术后不影响饮食和工作，病人容易接受。剪刺后的创面小，很快愈合，故病情较重者可反复治疗。

叩刺梅花针加拔罐

【操作方法】

患者俯卧于床上，取华佗夹脊穴（夹脊穴的定位是第 1 颈椎起至第 5 腰椎止，每椎棘突旁开 0.5～1 寸，第 1 骶椎至第 4 骶椎两旁夹脊穴，可用八髎穴代之，即在骶后孔中）。本组患者常采用第 2 腰椎至第 2 骶椎之间的夹脊穴。常规消毒后，用梅花针从下向上均匀叩刺脊柱两侧的华佗夹脊穴，以局部充血潮红和轻微出血为度，然后用消毒棉球擦去血迹，再取中号玻璃罐 4 只，分别在两侧叩刺部位上拔罐 5～10 分钟，以使拔罐部位充血发紫并拔出少许血液，叩刺和拔罐总出血量控制在 15～30ml，隔日治疗 1 次。

【验案】

患者，男，30 岁，1993 年 5 月 21 日就诊。主诉：用力大便后肛门坠胀疼痛，行走不便 6 小时。查体：肛门外有一核桃大小的肿物，紫红发亮，上有大量稀薄分泌物，肛缘水肿，轻触则疼痛剧烈。诊断：内痔脱出嵌顿。治疗：采用上述方法治疗后，患者即感肛门疼痛和坠胀明显减轻，并觉内痔向肛门内回缩。继续用上法治疗 3 次，肿消痛止，肿物完全回纳入肛门内。随访半年无复发。

【按语】

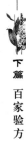

梅花针叩刺腰骶部夹脊穴，可疏通经络，活血化瘀，改善

嵌顿痔之血液循环，促进静脉回流，减轻肛缘水肿。在叩刺部位拔罐可祛邪逐瘀，清热利湿，消除痔核充血，改善括约肌营养，缓解括约肌痉挛。两者相合，能活血逐瘀，行气通络，消肿止痛。痉挛缓解，水肿消退，经脉畅通，而痔核自然回纳，嵌顿得以解除，疼痛自止。

三棱针挑刺龈交穴

【操作方法】

病人仰卧，垫高颈部，暴露龈交穴，右手持消毒三棱针，针体与患者上唇呈平行水平方向，用针尖前1/2的一侧平面部轻轻按压穴位，然后用横刺法迅速刺入穴位，针尖向外挑刺，用消毒棉球压迫止血。60%的痔患者在龈交穴处或下方有一芝麻粒状大小的粉白色赘生物，如有此物者，可用三棱针直接挑刺此赘生物，效果尤佳。

注意事项：①在炎症期治疗效果明显，无炎症者病程转长，疗效差。②注意无菌操作，防止感染。③取重、强刺激手法。④治疗后注意休息，尽量少吃刺激性食物。⑤孕妇禁用，以免引起流产。

【验案】

共治疗72例内痔便血的患者，其中男性39例，女性33例；年龄16～55岁，平均35.6岁；病程最长3年，最短7天。结果：治愈（未再出现便血，症状消失）61例；显效

（大便偶有血但不多，便血次数、出血量显著减少）9例；无效（症状无缓解）2例。总有效率97.2%。

【按语】

龈交穴属督脉，督脉循行过肛门，贯行腰脊，该穴位于上唇系带与齿龈之移行处，为督脉之止穴，也是任、督、足阳明之脉的交会穴。痔的生成与任、督、阳明脉的经气息息相关，经气失调，痔生于下，反应于上，则在三脉交会穴处出现反应点。挑刺该反应点或刺激龈交穴，可疏通三脉经气，宣导气血，达到祛瘀通络消痔的目的。此法下病上取，简单易行，病人痛苦小，疗程短，疗效好。

挑刺加拔罐

【操作方法】

以三棱针挑破腰肌部痔点，痔点为腰骶部圆形如小米粒大小，呈灰白色、棕褐色或暗红色，凸出皮肤的丘疹，加压不褪色。痔点不明显者，可在皮肤上摩擦几下使其明显，如出现两个，可选明显的一个，若找不出痔点，可在长强上端、臀丛纹尽头中央及八髎穴处挑治，每次只挑一处，深达皮下，把0.5cm深的白色纤维素数十条逐一挑断，挑尽为止，然后拔火罐10分钟，消毒后以无菌纱布包扎固定。挑刺后2～3天内治疗部位不沾水，保持干燥，不吃刺激性食物，当天不做重体力劳动。

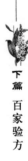

【验案】

刘某，男，36 岁。截石位 7 点见 1.5cm × 2cm 大小的圆形肿核，色暗紫，触痛明显，经常发作，近几天疼痛加重，便血量多，诊断为混合痔，经上述方法治疗 1 次后疼痛明显减轻，不出血，治疗 2 次后查痔核回缩，3 次后症状全消。

【按语】

中医学认为，痔的发生多与饮食不节，过食辛辣，酒色过度，湿热内生，瘀阻经络，下注大肠所致；或因久泻久痢，久坐久立，久忍大便，妇女妊娠引起阴阳不和，关格壅塞，经脉流溢，渗漏肠间，血瘀下阻引发为痔；或因外感风、湿、燥、热之邪下注肛门所致，或因内伤七情，郁结化火，热毒瘀积，血壅滞下坠，致血瘀内阻，经络不通而瘀滞结聚于肛门，冲突为痔。治宜清热除湿，润肠通便，祛风止痒，去腐生肌，活血化瘀，通经活络等。

挑刺法可产生强烈的持续性穴位刺激作用，内传于痔区及肛肠部位，起到活血化瘀，改善局部微循环，增强血管壁弹性的作用。拔罐具有行气活血，通经活络，消肿止痛，泻热解毒，祛风除湿的功能，从而使充斥于体表、局部病灶乃至各脏腑中的各种致病因素得以去除，最终痊愈。此法主要应用于成人，对于非成年人和不宜使用该方法治疗者可采用 1∶5000 高锰酸钾液坐浴，外用痔膏，口服维生素 E、诺氟沙星、维生素 C 等药物综合治疗。该方法具有操作简单、经济方便、治愈率高等特点，无毒副作用，值得推广使用。

刺血温灸法

【操作方法】

①刺血：主穴为内承浆（暂定名，取穴在下唇内侧正中旁两侧）。寻找怒张的静脉血管，用三棱针点刺出血。②配穴：委中（双）取立位点刺出血，腰俞至命门段督脉及膀胱经范围内的静脉充盈点，选 2~3 点，刺出血。使其尽量多出些血，如腰骶部的穴位出血量少，也可加拔火罐，令其多出血。③温灸：刺血完毕后，给患者温灸盒 1 个，艾条 1~2 支，要患者带回家自灸腰骶部。

【验案】

患者，女，42 岁，2006 年 7 月 9 日就诊。自述患痔多年，时好时坏，近几日因混合痔不能上班，疼痛难忍，出血较多，虽经自己服药及熏洗，效果不显，又怕手术治疗，故接受了刺血治疗。刺血后，给患者灸疗盒回家自灸。第 7 天电话随访，患者自述治疗后第 3 天即可上班，无任何不适，至今无复发。

【按语】

中医认为，痔的发生多因久坐、嗜食辛辣，使湿热、风燥之邪不得宣散，蕴聚肛中，久之瘀血、浊气汇于肛门，使其肛周黏膜、肛管脉络扩大，血流不畅，瘀于肛缘，形成肿块，产生肿胀、疼痛。采用内承浆刺血为下病上取的典型治法。委中清血热，治各种肿痛，为医者的经验穴。腰骶部刺血为局部治疗，使热毒、湿邪、瘀血等邪得以消散，则症自减。医者临床上有时遇到内痔或混合痔出血症状消散较慢，用他法疗效不显。在宋代王执中《针灸资生经》一书中读到"载肠风下血不止，按压命门酸疼之处灸之"时受到启发，令患者腰骶部自灸，果然屡试屡效。总之，刺血温灸治疗痔，方法简便，疗效可靠，值得推广。

针刺二白穴

【操作方法】

定位：二白穴位于腕横纹上 4 寸，桡侧腕屈肌腱两侧。

手法：直刺 1 寸，得气后留针，10 分钟行针 1 次。肠热内盛型和湿热下注型用泻法，如透天凉；气血瘀滞型用平补平泻法。

治疗时间：得气后留针 30 分钟。

【验案】

朱某，男性，43 岁，工人。主诉：肛门疼痛 2 天。2001 年 10 月 12 日饮酒较甚，次日晨觉肛门疼痛，且渐加重。现肛门痛甚，坐行不适，口干黏，大便尚畅，无发热。局部检查：肛门右侧皮肤肿起，水肿充血，大小约 1.5cm × 1.5cm。余检（－）。舌红，苔黄腻，脉滑。此为湿热下注所致的炎性外痔。予以针刺二白穴。2 分钟后患者自觉肛门有凉气排出，疼痛减轻。15 分钟后疼痛消失。继续留针 15 分钟后取针。次日患者复诊，自诉针后疼痛未再发作。局部检查：肛门右侧仅有轻度水肿，充血不显。

【按语】

针刺二白穴治疗痔疾古已有之。其最早见于《扁鹊神应针灸玉龙经》："痔漏之疾亦可针，里急后重最难禁，或痒或痛或下血，二白穴从掌后寻。"二白穴又为经外奇穴，位于上臂，取穴方便。针刺不但有镇痛效果，而且还有消炎、活血、止血等多方面的作用。故痔痛予以针刺二白穴，治疗方便，疗效迅速、持久。此外，必须依据中医理论，辨证施治，对不同的证型采用不同的操作方法，方能见效。

针刺次髎穴

【操作方法】

取次髎穴，针用泻法，加用电针，留针 30 分钟，每日 1 次。

【验案】

王某，男，41 岁，1998 年 2 月 12 日初诊。患者有痔史 4 年。此次因多食辛辣甘肥之品而诱发肛门灼热疼痛，便干，舌红，苔黄腻，脉滑数。证属湿热瘀滞。予针刺法治疗。取穴：次髎（双）、长强、承山（双）。按上述方法施治，针后即感轻松，3 次治疗后疼痛消失。

【按语】

长强属督脉，次髎属足太阳经，亦为督脉之所发，合用可疏导肛门瘀滞之气血；因足太阳经别自腨至腘，别入于肛，故取承山清泻肛肠湿热。诸穴合用可奏清热化瘀定痛之功。从次髎穴的形态学看，此处有第 2 骶神经后支和第 2 骶神经本干。第 2 骶神经本干向骶前孔分出第 2 骶神经前支，第 2 骶神经前支与第 3、4 骶神经前支为骶部副交感神经的节前纤维合成，并加入盆丛，节后纤维分布于结肠左曲以下的消化管、盆内脏器及外阴等。盆丛位于直肠两侧，其纤维随髂内动脉的分支，分别形成膀胱丛、前列腺丛、子宫阴道丛和直肠丛等，分布于盆内脏器，故针灸该穴能治疗上述病症。次髎与上、中、下髎 3 穴相似之处颇多，且文献对上、中、下髎 3 穴治疗上述病症亦有记载，因此次髎穴的治疗作用是否具有其特异性，值得进一步探讨。

艾灸 "痔点" 法

【操作方法】

施术部位：在腰部的肾俞穴至大肠俞穴之间寻找痔点，一般为红色或紫色点，但要与本身皮肤的红痣区别，颜色越深，说明痔程度越重，病程越长。

可采取着肤灸、隔姜灸、悬灸 3 种方法。着肤灸一般每个点 1～3 壮，隔姜灸一般 3～7 壮，悬灸 10～15 分钟，均为 3

天 1 次，5 次为 1 个疗程。

【验案】

张某，女，24 岁，未婚，彩印工人，1995 年 10 月 27 日就诊。自诉大便时肛门坠胀，每次有鲜血数滴流出，先便后血，疼痛难忍，小便不利，便前精神十分紧张，口渴，舌红，脉数。在肾俞与大肠俞之间找"痔点"（痔反应点）。其状如绿豆大小，色深红，压之不褪色。在此点施以悬灸，每次10 ~ 15 分钟，灸至皮肤潮红为度。治疗 2 次后，小便利，血止。连灸 4 次，诸症消失，巩固 3 次而愈。随访 1 年未复发。

熊某，男，37 岁，已婚，汽车司机，1996 年 4 月 20 日就诊。自述大便时出血已 2 年余，先血后便，色鲜红，肛门坠胀，平常喜吃油腻，尤其嗜食大蒜、辣椒。症见短气懒言，食少乏力，舌淡，脉弱。选好"痔点"（双侧），用隔姜灸法。每穴灸 7 壮，5 次为 1 疗程。治疗 1 个疗程后，大便血止，小便利，食欲增加，精神转佳，嘱其少食辛辣食物。再巩固 1 个疗程，诸症消失而愈，随访半年未复发。

【按语】

痔临床按发病部位可分为内痔、外痔和混合痔三类。本病多因久坐久立，负重远行；或泻痢日久，长期便秘；或饮食失调，嗜食辛辣甘肥；或劳倦、胎产等而发病。病例一为彩印工人，由于长期坐位操作，以致肛部气血瘀滞，瘀血滞于肛门而生痔核。病例二为汽车司机，由于长期久坐，又过食油腻、辛辣，胃肠湿热内阻，导致肛门气血不调，络脉瘀滞，蕴生湿热而成痔。根据其病因病机，治宜调理气血，消瘀祛滞。取肾俞与大肠俞之间的"痔点"或皮肤异点艾灸施治。灸"痔点"

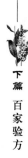

下篇 百家验方

225

在肾俞与大肠俞之间，正好在膀胱经循行的通路上。《灵枢·经别》说："足太阳之正，别入于腘中，其一道下尻五寸，别入于肛，属于膀胱。散之肾。"施灸此点，能温通疏导膀胱经气而消瘀滞。肾为先天之本，且与膀胱相表里，灸此点有扶先天之本，补后天不足之意。标本兼施，故能获取捷效。

针刺止血法

【操作方法】

选穴：长强、承山、会阳、阿是（痔核）、肛周。

具体操作：①患者俯卧，毫针垂直刺入承山穴 1.5～2.5 寸，从后下方向前上方斜刺长强穴 2.5～4 寸，会阳向尾骨端方向刺 1～1.5 寸，肛周以 0.5 寸毫针或三棱针点刺数针（视病情轻重），出血数滴。②火针点刺，将烧红之火针快速在痔核上每隔 0.3～0.5cm 刺一针（痔核大者可多刺 1～2 排），深度宜达痔核基底部。毫针每天治疗 1 次，火针 3 日治疗 1 次，3 日为 1 个疗程。

【验案】

卢某，男，28 岁，1994 年 5 月 6 日初诊。主诉：大便出血伴肛门疼痛 5 年余，加重 10 余天。外科诊为外痔出血，服消炎止血药与槐角丸 1 周后，血量渐减。后去重庆出差，过食辛辣，出血骤增。昨服消炎止血药效不显，特来求诊。刻下：大便出血，或如箭射，或点滴而下，血量多时每次达 15ml 左右，色稍淡红，大便较干，疼痛，脱肛，不可自行回缩，须以手指托回，面色㿠白，头昏神疲，失眠心悸，舌淡边嫩红，有齿痕，苔白腻微黄，脉细稍弱。此乃久蕴湿热，迫血妄行，又久病伤阴，气阴两虚，气虚不能摄血所致。治宜凉血止血，提气摄血。遂以上法治之。术后患者立即要大便。便后称血量已减半，疼痛亦大减。次日复诊，大便已不出血，疼痛亦轻微。共治疗3次。随访3年，一直未复发。

【按语】

关于此病，朱丹溪说："痔专以凉血为主，大抵以解热调血顺气先之，盖热则血伤，血伤则经滞，经滞则气不运行，气与血俱滞，乘虚而坠大肠，此其所以为痔也。"督脉为"阳经之海"，主调节全身阳经之气。故凉血、解热、调血、顺气之作用，首推督脉。长强者，督脉之络穴，乃古人治疗痔之特效穴。承山者，属足太阳膀胱经，但有筋别与督脉相连，入于肛门之中。会阳属足太阳经，亦为督脉之气所发，与长强、承山合用，可加强二穴疏泄肛肠湿热之功。肛周局部毫针点刺放血，可直接泻其邪。更加火针直刺达痔核基底，活血祛瘀，消炎止血，故其症可愈。

针刺止痛法

【操作方法】

取穴：双侧承山穴。

患者取俯卧位，术者一手托患者足跟（也就是术者以掌心紧贴患者足跟，手指方向与患者脚趾方向相同），嘱其用力蹬术者掌心，术者另一手拇指标记穴位，于穴位处常规消毒后，快速进针约 1.5 寸，行强刺激捻转约 350 次/分钟，以患者感到疼、麻、胀感且向腘窝、小腿、足底部放散为宜。再用同一方法取另一侧承山，均留针 30 分钟，10 分钟行针 1 次。

【验案】

共治疗 20 例患者，其中内痔 7 例，外痔 6 例，混合痔 7 例，均依上法操作治疗。每日治疗 1 次，10 次为 1 个疗程，1 个疗程后统计结果。结果：内痔患者显效 5 例，好转 2 例；外痔患者显效 3 例，好转 3 例；混合痔患者显效 5 例，无效 2 例。

【按语】

痔按痔核位置分为内痔、外痔和混合痔。发生于肛门齿状线以上者为内痔，齿状线以下者为外痔，齿状线上下均有者为混合痔。内痔主症：大便时出血，色鲜红或暗红，出血量不等，痔核脱垂于肛门外，如不及时复位，或因感染均可引起局部剧痛。外痔主症：自觉肛门处有异物感，剧痛或不痛，发炎时则肿痛。混合痔则兼有内、外痔的症状。本法所取的承山穴，乃足太阳膀胱经腧穴，膀胱经其别行经脉络于肛，且具有疏导膀胱经气而消瘀滞的作用。所以，针刺承山治疗痔疼痛，具有较好的止痛效果。

水针注射龈交穴法

【操作方法】

取穴：龈交（位于上唇系带与齿龈相接处）。

患者仰卧床上，医者左手把患者的上唇外翻，暴露出上唇系带，右手对穴位常规消毒后，用长5号针头的注射器快速刺入穴位的黏膜下，注射0.9%的生理盐水2ml。结束后，用棉球压迫穴位2分钟。第1周治疗2次，以后每周治疗1次，6次为1个疗程。

【验案】

张某，男，64岁，干部。主诉：大便出血，色鲜红，伴块状物脱出3个月，加重15天。外科诊断为内痔Ⅱ期。刻下：大便后出血如箭射，血量多时约20ml。平时大便干结，喜食辛辣食品。苔薄黄腻，脉滑数。证属湿热内蕴，迫血妄行。治宜清泻肛肠湿热。用上法穴位注射生理盐水2ml，3日后复诊，诉治疗后当日大便已不出血，脱出物消失。再予巩固治疗1次。随访1年一直未复发。

【按语】

痔疾的形成，古籍早有论述。《素问·生气通天论》中就有"因而饱食，筋脉横解，肠澼为痔"的阐述，说明本病与饮食失调、嗜食辛辣有关。自然本病的发生还与久坐、负重远

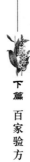

行、久痢、妊娠多产、七情郁结、便秘等因素有联系。这些因素均能使肛肠气血不调，络脉阻滞，燥热内生，下达大肠，最终使湿热和血瘀结滞肛肠而发病。因此，治疗时宜选清热化湿、凉血活血的穴位。龈交穴是奇经八脉之督脉上行终止穴。《素问·骨空论》指出，督脉经气阻滞后，可出现"女子不孕、癃、痔、遗溺、口嗌干"等病候。根据标本、根结理论，本经的腧穴可以治疗局部疾病，亦可以治疗经气所流通的远离部位疾患。《素问·五常政大论》说："气反者，病在上，取之下；病在下，取之上。"提示标本治法的基本原则。选用督脉的龈交穴治疗督脉的病候痔论，也是"气反"的反用含义。因为所谓"气反"是具有反用的含义。张景岳云："气反者，本在此而标在彼也。"此病例是"病在下者，高取之"的取穴方法，也是标本理论的具体应用。龈交穴注射生理盐水可持续刺激穴位，达到清热化湿、凉血止血的功效。

穴位封闭法

【操作方法】

穴位选择及部位：选用长强和会阳两个穴位，效果不明显的Ⅰ、Ⅱ期内痔和Ⅲ期混合痔可加用会阴穴。长强穴位于尾骨下，距肛门3cm；会阳穴位于肛门两侧（相当于膝胸位肛门3、9两点），距肛门约2cm；会阴穴距肛门膝胸位6点2cm左右。

药物配制及用量：注射药物为12.5%的盐酸异丙嗪和2%的普鲁卡因。剂量为1~2个痔核，两药各2ml；3个以上及混合痔，两药各3ml；水肿、出血明显者，两药各4ml。

注射方法：采用膝胸位。用5ml空针抽吸两药，套6号针头，进针1.5~2cm，病人感麻木或酸胀就可推药。1~2个痔核者，长强穴两药各注1ml，会阳穴两药各注1ml；3个以上及混合痔，两药三穴各注3ml。进针时用力要得当，缓慢进入，不能超过2cm。

【验案】

共治疗90例患者，均为男性，年龄最大60岁，最小18岁；病史最长21年，最短3年；外痔14例，Ⅰ、Ⅱ期内痔39例，Ⅲ期混合痔37例。患者均有不同程度的大便带血，肛门疼痛。有18例为环状痔，痔核外翻、水肿、糜烂较厉害。近期疗效明显，一般只需注射1次。注射完后病人可自行返回，第2天痔核水肿明显消退，大便不带血，7~10天痔核萎缩消失，痊愈。此法无副作用，不直接注射痔核，病人无痛苦，易于接受。远期疗效：对90例患者全部进行了随访，1年以上无任何症状者53例，占58.67%；劳累、酗酒后便秘者，偶尔有大便带血，痔核没完全消失者18例，占20.1%；无效1例，占1.11%。外痔和Ⅰ、Ⅱ期内痔的治愈率100%。

【按语】

长强穴、会阳穴、会阴穴均靠近肛门部位，长强穴为督脉别络，会阳穴属足太阳膀胱经，在骶部，会阴穴为任、督、冲三脉的起点，穴属任脉，也临近肛门。痔疾均为任、督、冲、膀胱经四脉的证候之一，根据中医经络学说和中医针灸原理，本经穴位可以治疗本经疾患，所以，三穴可以治疗痔疾是无疑的。如能加上会阴穴，特别是对Ⅲ期内痔和混合痔，疗效更为显著（会阴穴痛觉极为敏感，很难被病人接受）。另外，三穴注入异丙嗪和普鲁卡因后能使肛门上提，减少或阻断痔核血流，使痔核逐渐萎缩，直至消失。

穴位埋线法

【操作方法】

取穴：取大肠俞、气海俞为主穴，承山为配穴。

将羊肠线剪成 3～5cm 长的小段，置入高压消毒过的 16 号穿刺针头的针芯内，浸泡于 75% 的酒精中备用。所选用的腧穴用龙胆紫做标记，常规碘酒、酒精消毒，再以 1% 的利多卡因在所选穴位处局麻，将置有羊肠线的穿刺针刺入气海俞约 1.5 寸，而后向大肠俞透刺，使局部产生酸、麻、胀感，施以提插行针手法，边行针边让病人做提肛动作 30～40 次，然后再边推针芯边退针，将羊肠线埋入穴位内。视病情之轻重，可在配穴施以同样的手法埋入羊肠线。

【验案】

共治疗 120 例患者，其中男性 42 例，女性 78 例；年龄最小 19 岁，最大 67 岁；病程最短 2 周，最长 2 年；其中内痔 98 例，外痔 20 例，混合痔 2 例。所有患者均给予上述治疗，30 天埋线 1 次，埋线 1～2 次统计疗效。在治疗期间，嘱病人忌食辛辣、刺激性食物，保持大便通畅，每日大便后用温盐水坐浴 10~15 分钟，早、晚各做提肛动作 50 次。

结果：本组 120 例，治愈（无便血、脱出、疼痛等症状，痔核消失）119 例，占 99.2%；无效（治疗 2 次后症状无改善）1 例，占 0.8%。治愈的 119 例中，有 98 例为埋线 1 次而治愈，对其中的 32 例治愈者随访 1 年无复发。

【按语】

痔是由于胃肠湿热郁积，过食辛辣，或产后便秘等因素，致大肠经络气血郁滞不通，直肠下端黏膜下和肛管皮肤下痔静脉扩大和曲张而形成静脉团。穴位埋线疗法是根据中医脏腑经络学说，以气海俞透大肠俞，其目的在于疏通大肠经络气血，埋植羊肠线能对穴位产生柔和而持久的刺激，起到通经络、和气血、平衡阴阳的作用，并能增强机体的自身免疫力，从而达到消炎去痔止痛之功效。

针刺长强、百会穴

【操作方法】

取穴：长强穴在尾骨端下，当尾骨端与肛门连线的中点处；百会穴位于人体的头部，头顶正中心，可以通过两耳角直上连线的中点来简易取此穴。

令患者取俯卧位，常规消毒皮肤后，用 0.3mm×40mm 的无菌毫针以 40°角向上快速捻入长强穴，深约 25mm，快速捻

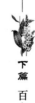

转行针 1 ~ 2 分钟，每分钟 120 ~ 180 转，以补法为主，直至局部酸胀和肛门括约肌收缩；百会穴向前以 15°角横刺 25mm 左右有胀感即可，留针约 30 分钟，每隔 10 分钟行针 1 次。每日 1 次，5 次为 1 个疗程。

【验案】

汪某，男，22 岁，战士，1998 年 3 月 6 日初诊。主诉：间歇性便后滴血 3 年，便后疼痛 1 天。患者平素嗜食辛辣刺激之品，缺少蔬菜水果等富含纤维素的食物，长期便秘，3 年前开始出现便后滴血，肛门部瘙痒不适。1 天前曾食辛辣食物且大量饮酒，致大便干燥，便后疼痛难忍，不能端坐，行走、咳嗽时疼痛加剧。查：截石位 9 点肛门缘皮下有暗紫色椭圆形肿块，大小约 0.4cm × 0.5cm，质稍硬，触痛明显，因惧怕疼痛，未做指诊及直肠镜检查。诊断：血栓性外痔。即行长强穴针刺至肛门括约肌收缩，百会穴针刺至穴位局部胀痛，留针 30 分钟，行针 2 次后疼痛明显缓解。次日复诊，仍有疼痛，已能端坐。继用前法治疗 3 次后疼痛完全消失，治疗 1 周后已无任何不适，无出血。查肛门皮肤正常，肛镜未见异常。嘱其多食水果、蔬菜，禁食辛辣之品，定时排便。随访半年未复发。

【按语】

传统观念认为，痔是直肠末端黏膜下和肛管皮肤下静脉壁薄弱，失去了正常的弹性，导致静脉丛扩张而成。肛垫学说的提出，有利于进一步认识痔的病因、病理和局部解剖的关系。医者认为，肛管内组织结构薄弱和功能降低与痔的发生、发展有密切的关系。根据经络学说，长强、百会同属督脉，督脉为"阳脉之海"，总督一身阳气。痔位于督脉循行部位，针刺长强、百会可通过督脉调节直肠组织的功能，特别是能促使肛门括约肌的收缩，改善局部血液循环，增强肛周组织的支撑能力，从而有利于痔的吸收、消散，达到治愈的目的。且针刺长强、百会二穴，简便易行，无毒副作用，特别适用于基层及经济欠发达地区。

　　总之，中医药对于痔的治疗历史悠久，疗法繁多，特色鲜明，真可谓是一座宝库。如何更好地去发掘这座宝库，为老百姓的健康服务，是我们大家共同努力的方向。特别是本书未详细收录的来源不详的民间偏方、验方，亦值得汲取借鉴。

主要参考文献

[1] 黄建坤，孙卫．凉血地黄汤治疗内痔出血 35 例．四川中医，1997，15（9）：48

[2] 王莉．芍药甘草汤在肛肠病中的应用．陕西中医，1994，15（4）：179

[3] 陈华兵，刘少琼，付学源．生熟三黄汤治疗Ⅰ度痔30 例疗效观察．河北中医，2008，30（2）：159－160

[4] 尤祥娇．槐花汤加味治疗各期内痔 70 例疗效观察．福建医药杂志，2002，24（4）：56－57

[5] 吴念云，杜兆千，关云．止痛如神汤治验四则．山东中医杂志，2001，20（9）：564

[6] 田静．辨证治疗内痔出血 28 例．实用中医药杂志，2005，21（12）：724

[7] 董青菊，张香云．补阳还五汤运用举隅．陕西中医，1998，19（5）：226

[8] 相鲁闽．清肺汤治疗肛肠出血性疾病 793 例．中国民间疗法，2006，14（1）：36－37

[9] 杨立成，于强．槐花散肠风汤治疗内痔出血 156 例．中国社区医学，2001，7（3）：57

［10］彭啼黎．中药内服治疗内痔便血的体会．湖南中医杂志，1990，（6）：19

［11］冷崇芬，刘芳贵．大黄牡丹汤痔科应用举隅．安徽中医临床杂志，2003，15（5）：438

［12］刘珍．降气通腑法治疗炎性外痔120例．世界今日医学杂志，2002，3（6）：557

［13］尹玉锑．龙胆泻肝汤痔科运用举隅．陕西中医，2002，23（2）：172

［14］魏荣辉，刘宗荣，彭文，等．血府逐瘀汤合失笑散加减治疗血栓外痔疗效观察．现代中西医结合杂志，2007，16（13）：1812－1813

［15］荀洪仙．补中益气汤化裁治疗内痔脱垂56例．湖南中医杂志，1997，13（3）：48

［16］牛治君，牛明星．大黄牡丹汤加味治疗嵌顿性内痔30例报告．中国中医急症，1994，3（5）：209

［17］杨合功．桃红四物汤加味治疗嵌顿性内痔90例．河南中医药学刊，1999，14（6）：55－56

［18］杨佳丽，王玉英．凉血地黄汤加味治疗内痔嵌顿水肿31例．中国煤炭工业医学杂志，2006，9（5）：521

［19］冯瑛．金铃子散坐浴熏洗治疗血栓性外痔50例．浙江中医学院学报，1996，20（6）：28

［20］雒亚蒙，张颖．却毒汤加减治疗血栓性外痔35例小结．甘肃中医，2005，18（8）：22

［21］付继勇，马祖裕，吴积华．止痛如神汤外洗治疗血栓性外痔96例．内蒙古中医药，2001，20（2）：34

［22］周秀扣．中药外洗治疗血栓性外痔39例．内蒙古中

医药, 1994, 13 (2): 14

[23] 沈麒麟. 加味"洗痔肿痛"方治疗外痔 732 例分析. 中国临床医学, 2004, 11 (6): 1152

[24] 白滋华. 仙方活命饮坐浴熏洗治疗混合痔脱出嵌顿 38 例. 四川中医, 1999, 17 (10): 47

[25] 黄卫平. "洗痔汤"在肛肠疾病中的运用. 贵阳中医学院学报, 1993, 15 (1): 27-28

[26] 朱瑞刚, 韩劲松. 七厘散治疗血栓性外痔 108 例. 实用中医药杂志, 2003, 19 (1): 35

[27] 邢宝忠. 火针治疗单纯内痔、混合痔. 北京中医, 2005, 24 (5): 299-300

[28] 李素荷, 林凯玲, 王倩, 等. 剪刺龈交穴治疗内痔 30 例临床研究. 中国针灸, 2002, 22 (7): 457

[29] 祈永华, 赵尔莉, 邢艳芳. 叩刺梅花针加拔罐治疗嵌顿内痔 23 例. 中西医结合实用临床急救, 1995, 2 (6): 280

[30] 刘乐森, 张艳, 房文辉. 三棱针挑刺龈交穴治疗内痔出血 72 例. 中国民间疗法, 2005, 13 (2): 16

[31] 林开祖, 何国金, 俞金森, 等. 挑刺拔罐治疗痔 32 例体会. 武警医学院学报, 2005, 14 (3): 237

[32] 王胜江, 王莉. 刺血温灸治痔. 中国民间疗法, 2008, (1): 8

[33] 裴穗东. 针刺二白穴治疗痔痛 49 例. 四川中医, 2003, 21 (9): 78

[34] 王磊. 次髎穴治疗痔. 江苏中医, 1999, 20 (9): 33

[35] 刘光忠. 艾灸"痔点"治疗痔 50 例疗效体会. 针灸

临床杂志，2001，17（3）：34

[36] 温进之．针刺治疗外痔出血 68 例．中国针灸，1999，（2）：96

[37] 张国武．针刺治疗痔疼痛．中国针灸，2003，23（10）：602

[38] 杜永年，杨海鸥，陈蓓琳，等．水针注射龈交穴治疗痔 100 例．针灸临床杂志，2001，17（10）：37

[39] 刘均雅．穴位封闭治疗痔 90 例疗效观察．江西医药，1996，31（6）：354-355

[40] 王勇华．穴位埋线治疗痔 120 例．中国针灸，1999，（5）：298

[41] 冯秋科．针刺长强百会治疗痔 169 例．中国针灸，2004，24（9）：626

主
要
参
考
文
献